体内に溜まった毒素を出して
免疫力を高める

からだの毒消し生活術

大森隆史

サンマーク出版

プロローグ

健康志向の高まりのなか、「からだと〝食〟の自然回帰」ともいえる現象が起きています。そのような時代の流れのなかで、食品添加物や残留農薬、汚染された水や空気などによる、さまざまな「蓄積された有害物質の危険」から、どうやって身を守るか、という多くの人々の素朴な疑問にお応えしようと、本書は企画されました。

はじめに構成からご説明しますと、第1章では、どのような有害物質がどのような病気と関係しているか。そして、第2章ではこれまであまり知られていなかった重金属（有害ミネラル）の毒性についてお伝えし、第3章以降で、体内毒素をどのようにして消すか、という具体的な解毒法や生活術についてご紹介していきたいと思います。

もし、いますぐにからだの〝毒消し〟の具体例を知りたいのであれば、第3章から読み始め、あとでゆっくり第1章、第2章を読み進めるというのも、本書の活用法としてはベターかもしれません。

ちょうどこの原稿を書き始めた頃、マスコミによって次のようなニュースが報道されました。

「厚生労働省が各都道府県や水産庁に対して、水銀濃度が高い魚介類、くじら類の摂取を控えるよう、妊婦や妊娠の可能性のある人に呼びかける通知を出した。胎児への影響を考慮して、めかじき、きんめだいの摂食は週2回以下が望ましいと発表」

このニュースは、若い女性ばかりでなく、誰にもかかわることなので、大きな不安を巻き起こしました。

また、茨城県神栖(かみす)町では、有機ヒ素化合物による健康被害が発覚し、東京都世田谷区では、旧国立小児病院の跡地で、水銀による土壌の汚染がみつかるといった衝撃的なニュースが相次ぎました。

このような事実が次々と明るみに出たことで、水銀やヒ素がいったいわたしたちにどのような悪影響を及ぼすのか、不安を感じた人も多いと思います。

そして、これまであまり知られることがなかった、重金属汚染に関心をもった人もいるでしょう。

そのような重金属を含む、人体に有害な物質から身を守るための方法＝「からだの毒消し健康法」について、ぜひとも知っていただきたいという切なる思いから執筆をスタートしたのです。

なぜそのような思いを抱いたかといえば、わたしが院長を務めている銀座サンエスペロ大森クリニックに来る患者さんからも、微量の重金属が検出されているからです。

当クリニックでは、希望する患者さんの毛髪を専門機関に依頼して分析を行っています。その科学的な検査によって、体内の必須ミネラルと有害ミネラルの量とバランスが明らかになるのです。

これまで数多くの患者さんの毛髪分析を行った結果、驚くべきことに、ほとんどの人から有害ミネラルが検出されています。つまり、重金属の害は、特定な場所の、特殊な例だとはいいきれないということです。

ふだんの生活のなかで知らず知らずのうちに重金属がからだに蓄積し、ほかのさまざまな要因とあいまって、頭痛や肩こり、便秘や生理不順などの不定愁訴をもたらしている。さらにそれが、糖尿病やガンなどの生活習慣病の大きな要因にもなっている……。その可能性は否定できません。

ただし、「あなたのからだも重金属にむしばまれている」というショッキングな内容を告げることが本書の主目的ではなく、あくまで、その事実を踏まえたうえで、有害物質をどのようにすれば除去できるか、また、体内毒素をふやさない生活方法をお伝えすることがメインテーマです。できるだけわかりやすく、実用的な情報としてお伝えしたいと思います。

有害物質は、からだのなかで万病のもとといわれる活性酸素（フリーラジカル）を大量に発生させます。

活性酸素は、呼吸するだけでも発生し、殺菌や情報伝達などに役立つ作用がある半面、消去されずにふえすぎると、からだの組織や脂質の酸化を促進させ、シミやソバカスの原因、老化や細胞のガン化をひきおこす原因となります。

過剰な活性酸素が、血液をドロドロにしたり、健康を妨げる悪役としてやり玉にあげられていることは、すでにみなさんご存じのことと思います。その活性酸素を過剰にふやしてしまうのが、薬物や放射線、重金属、化学物質など、さまざまな有害物質です。

現代文明社会に生きている限り、わたしたちが、身のまわりの有害物質から100パーセント身を守ることは不可能に近く、ほとんどの人が多かれ少なかれ有害物質をからだに取り入れています。

しかも、それらはさまざまなストレスと関係しあって、体内で活性酸素を過剰に発生させ、からだのあちこちで機能障害を起こす原因となっているのです。アレルギーや化学物質過敏症、不定愁訴なども、その結果ではないかとわたしはにらんでいます。

ですから、病気を予防し、健康を維持、回復するには、まず、過剰な活性酸素を生み出しているからだのなかの〝汚れ〟=体内毒素を浄化すること、つまり、体内環境の浄化が不可欠になっているのです。

本書が、みなさまの健康維持と回復に役立つことを、心より願っております。

2003年7月

大森隆史

からだの毒消し生活術

もくじ

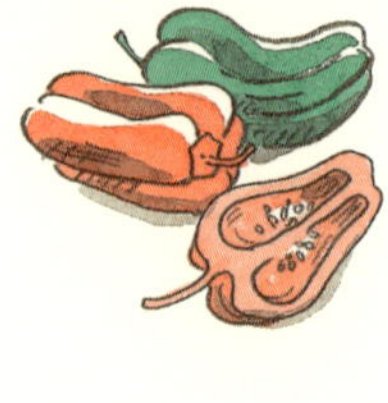
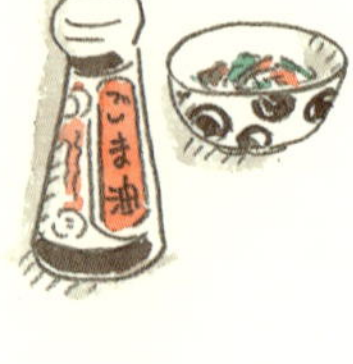
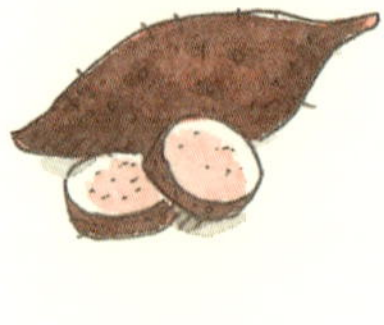

第2章 毛髪分析が教えてくれる重金属汚染の広がり

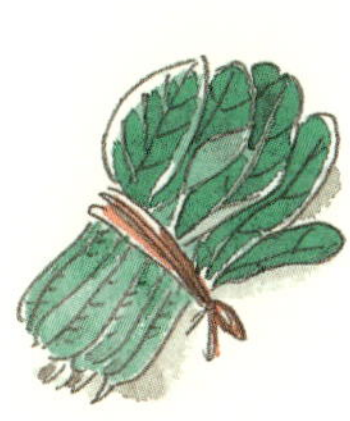
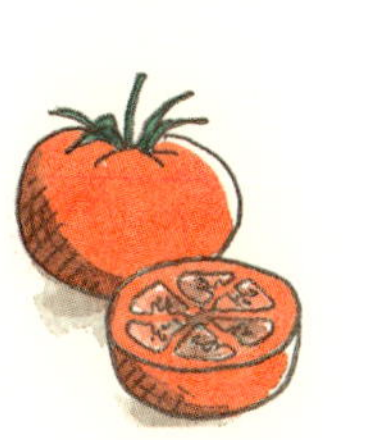
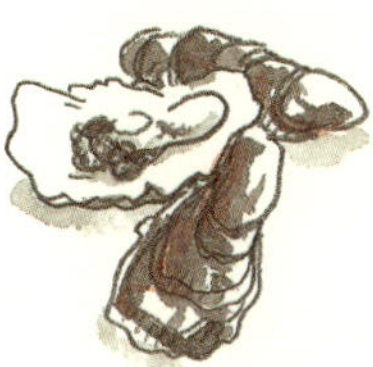

第3章

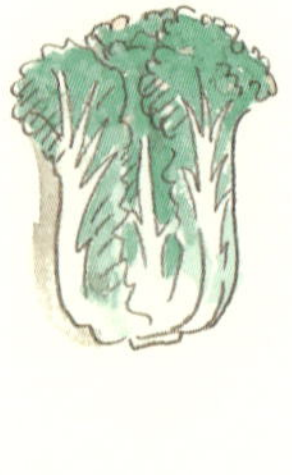
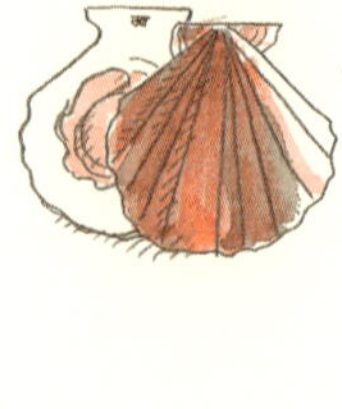

第4章

ガン予防、活性酸素除去に効果のある“毒消し”食品カタログ

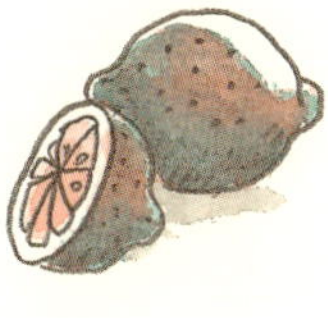

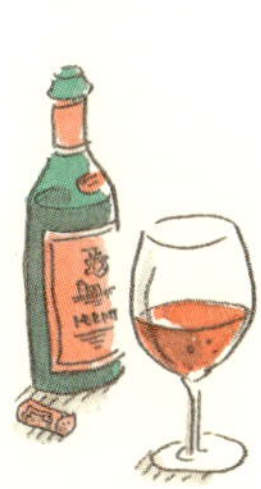

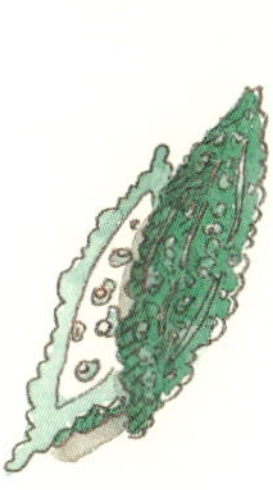

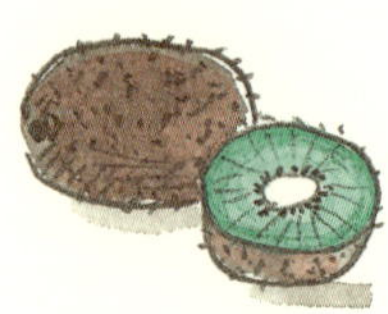
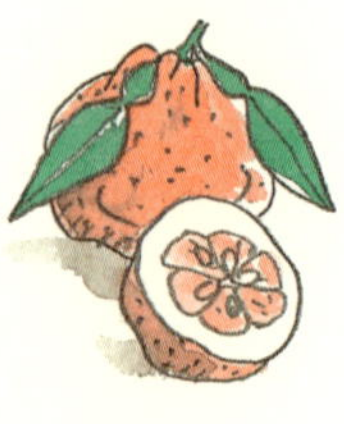
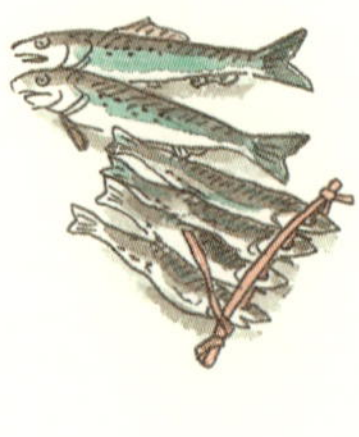

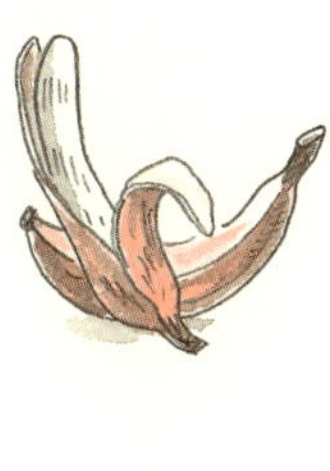

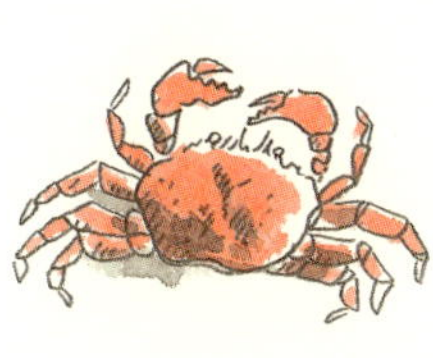

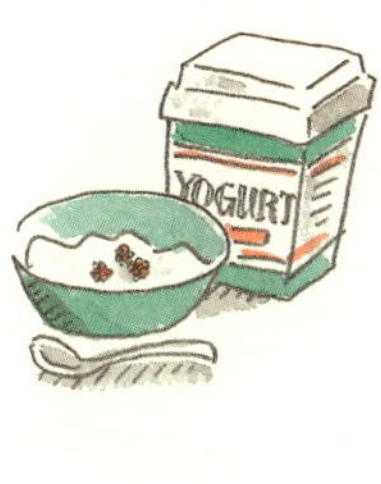
YOGURT

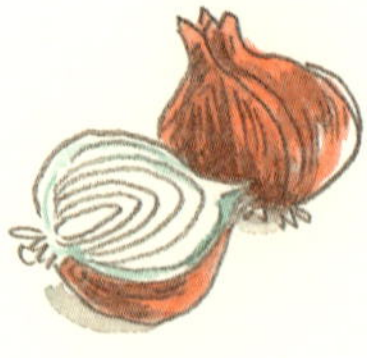
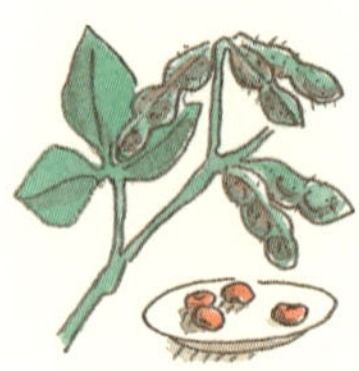
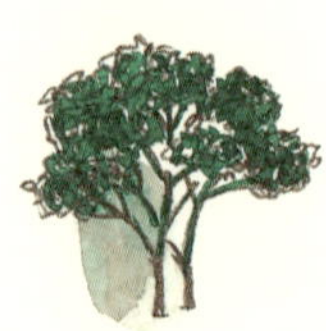

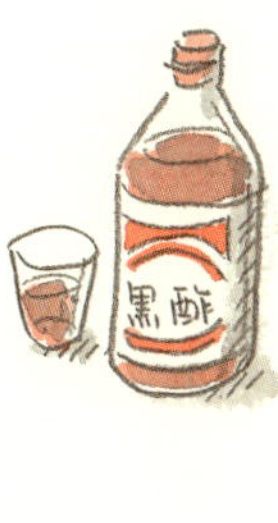
黒酢
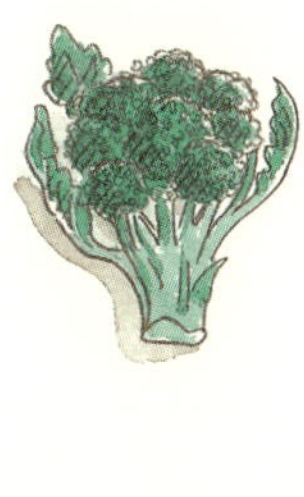
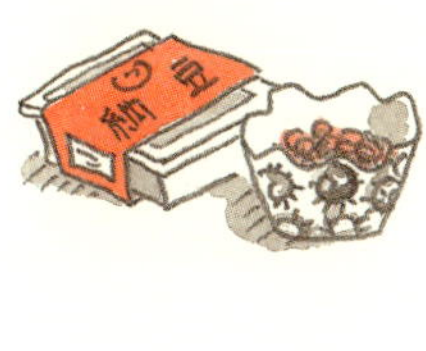
納豆

編集協力／小笠原英晃
ザ・ワークス クリエイション
装丁・本文デザイン／宮島千登美（G-Co.）
イラスト／片塩広子

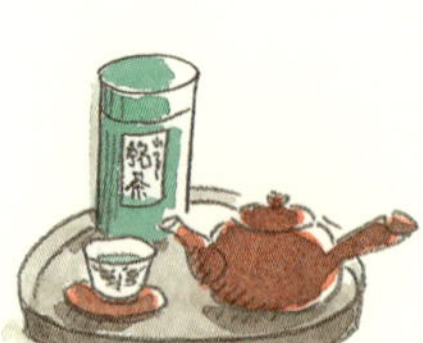

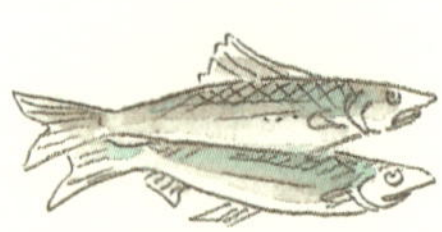
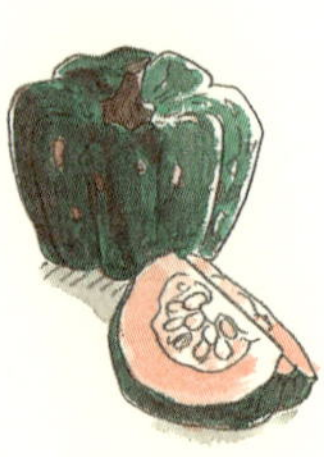

第1章

わたしたちのからだは〝毒消し〟を求めている

アトピーもボケも〝体内毒素〟がひきおこしている⁉

肥満、高脂血症、高血圧、糖尿病、ガンなど、現代人を苦しめる生活習慣病は、それぞれに原因はあるものの、共通の因子として体内に溜まった老廃物（体内毒素）があげられます。

簡単にいうと、

①食べものなどから有害物質が体内に入る。
②腸内細菌のバランスがくずれて老廃物が溜まってしまう。
③酸化した毒素が血液に入って全身にまわってしまう。
④その結果として、さまざまな症状をひきおこしてしまう。

アトピー性皮膚炎や喘息（ぜんそく）なども体内に毒素が溜まっている証拠で、からだがなんとかそれを外に出そうとして、アレルギー症状をひきおこしているともいえるのです。

また、自閉症や痴呆症なども、最近では、体内に蓄積された重金属などの有害物質が要因の一部ではないかと考えられるようになっています。

いずれにしても、いちばんの問題は、老廃物が免疫にかかわる腸内環境をいちじるしく悪化させてしまうという点。つまり、腸の内容物の腐敗により、免疫力が低下するということです。

わたしたち人間が生命活動を営むうえで、重要な役目を担っているのは、腸内フローラ※（微生物叢）。みなさんがよく耳にされる、「善玉菌」と「悪玉菌」のことですが、わたしたちの腸には、400種類以上、約100兆個もの細菌が棲み着いています。

この腸内細菌のバランスがくずれると、体内に有毒物や老廃物が蓄積され、悪玉菌が過剰に増えていきます。悪玉菌は、有害物質の摂取や、便秘、下痢、冷え、過食、過労、ストレスなどによって増えます。

たとえば、便秘になると、腸内フローラは善玉叢から悪玉叢に変わり、腸内から酵素が減って腐敗が進むために、食べたものが酸毒化します。臭いオナラや便は、まさに、腸内物が腐敗しているサインなのです。

腸内の毒素は腸壁や腸管から吸収され、血液とともに全身をめぐって細胞や器官に悪影響を及ぼし、老化を早めます。また、腸内に便が溜まって粘膜に悪影響を及ぼすと、ニキビや吹き出物ができたり、慢性的な便秘症となって、ガンの発生にもつながる恐れがあります。

ですから、アレルギーや生活習慣病を予防し、改善するためには、できるだけからだに毒を溜めないこと、つまり、いかに腸内環境を整えるかが大切なのです。

※腸内フローラ

腸内に棲む細菌の集合体。小腸から大腸にかけて、花畑のように細菌がびっしりと敷き詰められていることから、このように呼ばれる。腸内細菌は、ビフィズス菌などの「善玉菌」と、大腸菌などの「悪玉菌」とに分けられる。

体内毒素を出さないと健康食品も効果半減

インドのアーユルヴェーダ※や中国医学では、古来よりからだの毒出しが重視され、解毒を目的とした治療法や健康法が一般に普及していましたが、西洋医学では、これまであまり注目されていませんでした。しかし、最近になって、欧米の医療機関でもデトックス（detox）という分野が注目を集めてきています。

デトックスとは、「解毒」や「浄化」という意味で、からだのなかに溜まっている毒素を排泄するための各種療法や健康法のことです。

具体的な方法としては、断食や腸内洗浄、活性酸素を除去する機能性食品や解毒効果のあるハーブやサプリメントの摂取。また、リンパマッサージやバスソルトを用いた入浴、スチームサウナや遠赤外線照射による発汗など、さまざまな方法があります。

もちろん、毎日の食習慣の見直しや食べものを工夫することで、毒消しや毒出しをすることができます。

要するに、体内の有害物質を解毒・排出することによってからだの酸化を防ぎ、本来、わたしたちのからだに備わっている自然治癒力を高め、健康を維持、回復しようというわけです。

これまで、日本で話題になったさまざまな健康法は、

「からだにいい○○を取り入れよう」

というものがほとんどでした。

しかし、ビタミンやミネラル、その他の栄養素がからだにいいからといって、いくら摂取しても、からだのなかに溜まっている毒素を出さない限り、その効果は半減します。

なぜなら、体毒によって腸内細菌のバランスがくずれ、腸内物が腐敗（酸化）しているため、栄養素が十分に吸収されないからです。

つまり、いったんからだのなかの〝汚れ〟を大掃除して、活性酸素の発生源を除去してから、腸内細菌のバランスをはかる必要があるということです。

「まず毒を消してから、からだにいいものを取り入れる」

これがデトックスの重要なポイントです。

具体的な毒消しや毒出しの方法については、第3章以降で詳しくご紹介することにして、次にわたしたちの身のまわりにある有害物質や有害電磁波などについて触れておきたいと思います。

※アーユルヴェーダ
紀元前600年頃インドに生まれた医療体系。こころとからだを「風」「火」「水」の3つのエネルギーバランスの視点でとらえ、それぞれに適した運動、栄養、休養、食事法などを指導する。日本には6世紀、仏教伝来とともに伝わった。

有害物質に囲まれているわたしたちの生活

現在、わたしたちはさまざまな有害物質に囲まれて生活しています。

一歩外に出れば、自動車の排出ガス、ゴミ焼却場から放たれるダイオキシン、酸性雨や光化学スモッグなどの大気汚染物……。そのほかにも、毎日食べる食品に混入されている添加物や残留農薬、化粧品やシャンプーに含まれている化学物質……。病院や薬局で処方される薬剤ですら、副作用や依存性などの問題があります。

室内では、建築資材から出るホルムアルデヒドなどの環境ホルモン、タバコに含まれる中毒性薬物……。

そして、水道水に含まれる発ガン性物質、井戸水や土壌の重金属汚染など……。

さらに、携帯電話やパソコンから出ている有害電磁波や、オゾン層破壊による強い紫外線なども健康を損なう恐れがある危険因子だといえます。

最近、とくに問題になっているのは、正常なホルモンを攪乱(かくらん)してしまう、環境ホルモンです。現在、環境ホルモンの疑いがある物質は約100種類以上あるといわれ、ダイオキシン類、PCB(ポリ塩化ビフェニル類)や合成樹脂原料のビスフェノールA、DDTなどの農薬が代表的です。

なかでも、有機塩素系のダイオキシンは、1グラムで1万人を殺傷するほどの猛毒です。先進国で増えている子宮内膜症の原因物質が、ダイオキシンではないかとの疑いがもたれており、ＷＨＯ（世界保健機関）は１９９７年2月、ダイオキシン類の評価を「発ガン性の疑いがある」から「発ガン物質である」に変更しました。１９９８年5月には、1日の許容摂取量を、体重1キロあたり10ピコグラム（1ピコは1兆分の1）から1～4ピコグラムへ大幅に引き下げています。

食べものや家庭用品にもこんな有害物質が…

有害物質のなかでもっとも影響が懸念されるものが、わたしたちが毎日口にする食べものに含まれる化学物質でしょう。たとえ微量であっても、直接摂取するものだけに、その影響ははかりしれないものがあります。

第一に気になるのが、農作物などの生産過程で使われる農薬です。

現在、日本で使用が認められている農薬は約５００種類といわれています。有機塩素系、有機リン系、ピレスロイド系、カーバメート系、生物系に分類されますが、有機塩素系のＤＤＴの毒性については、１９６２年にアメリカで発売された環境問題の古典的名著といわれるレイチェル・カーソンの『沈黙の春』のなかで、発ガン性などの問題が指摘され、世界中に大きな衝撃を与えました。

現在、主流になっているのは有機リン系の農薬ですが、やはり人体への影響は軽視できません。その中毒症状は、意識混濁、全身けいれん、肺浮腫、呼吸困難などで、重症の場合は死亡することもあります。

また、嘔吐、下痢、呼吸障害、皮膚過敏症、気管支喘息などの中毒症状を起こすピレスロイド系の農薬は、殺虫剤、蚊取り線香やゴキブリ薫煙剤、ペット用のノミ取り首輪など、家庭用品にもよく使われています。

カーバメート系の農薬は、有機リン系農薬と同じような働きと中毒症状があり、おもに殺虫剤や除草剤に使われています。

こうした農薬の毒性については、数十年前から問題視されています。最近でも、日本では規制されていても外国で使用されている農薬や収穫後に使用されるポストハーベスト農薬、また環境ホルモンの疑いがある農薬などがあり、まだまだ実態が明らかになっていない点が多く、危険性が潜んでいます。

国民生活センターの調査によると、市販の農作物には30～40パーセントの割合で農薬が残留しているとのこと。また、ほかの調査機関によると、セロリ、パセリ、ミニトマト、みつば、大根、かぶ、青じそ、レタス、サラダ菜、りんご、いよかん、いち

大気中や自然のなかの有害物質

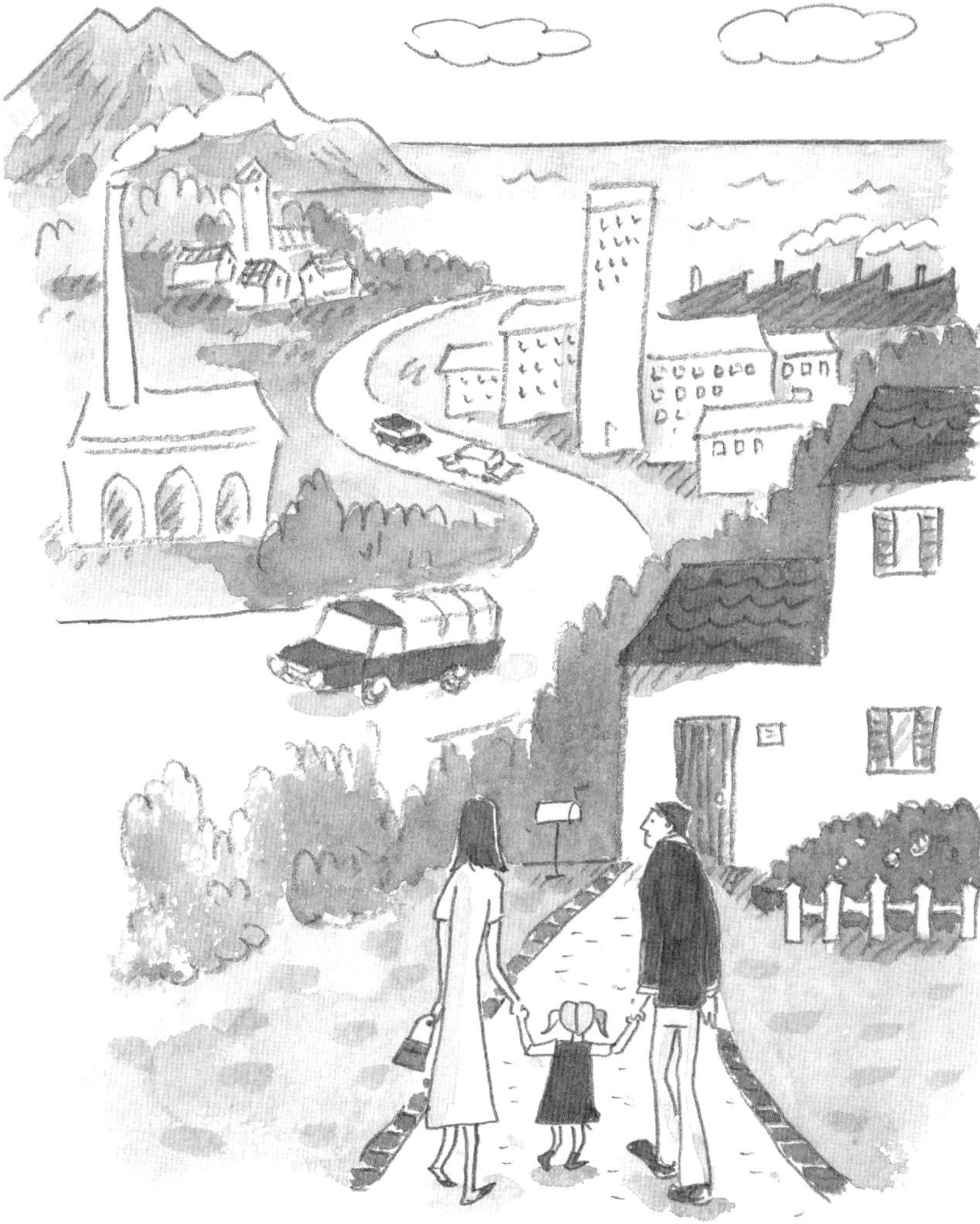

●自動車の排出ガス
●ゴミ焼却場から出るダイオキシン
●大気汚染物（酸性雨、光化学スモッグ）
●井戸水や土壌の重金属汚染
●建築資材に含まれる環境ホルモン

ごなどが残留農薬の割合が高いという報告もあります。

次に、食品の製造や保存の過程において使用される化学物質はどうでしょうか。はまち、うなぎ、にじます、ぶり、あゆ、輸入えびなどの養殖魚に使われる抗生物質は、一定の残留基準が規定されているものの、業者によっては営利を優先して膨大な量を使用しているとの問題も指摘されており、その実態は定かではありません。

豚肉や鶏肉などの食肉からも、これまでに有害性が強い抗生物質が検出されて問題になっています。単に生産効率だけを優先して、安全やリスク管理を怠れば、狂牛病問題のように、再びわたしたちの健康を脅かす由々しき事態を招く恐れは大いにあります。

日本人は1年間に4キロもの食品添加物を食べている

さらに、加工食品に添加されている化学物質の毒性も軽視できません。

ある試算によると、日本では一人が1年間に約4キログラムもの食品添加物を食べていることになるそうです。また、現在、食品添加物は1000品目以上が使われ、原則として添加物の物質名を表示することが義務づけられています。

具体的な物質名が表示されているものは、防かび剤、合成保存料、発色剤、漂白剤、酸化防止剤、甘味料、糊料（増粘剤、ゲル化剤）など。一括表示でよいものは、酸味料、膨張剤、乳化剤、調味料、pH調整剤、香料、イーストフード、かんすい、豆腐用凝固剤、ガムベース、チューインガム軟化剤、苦味料、光沢剤、酵素。栄養強化剤や殺菌料などの加工助剤などは表示が免除されています。

これでは、わたしたちが口にする食品にどんな化学物質が混入されているかわからず、一般の消費者にとっては本当に安全だといいきれるのか、常に不安がつきまといます。

実際問題として、これまでに発ガン性が確認された化学物質※は数百種類にものぼり、なかにはアレルギーを発症させる疑いがあるものも少なくありません。

すでに、ディーゼル車の排出ガスに含まれる有害微粒子が、花粉症などを発症しやすくしたり、農薬のスミチオンやパラコートが花粉症を悪化させることなどが、動物実験によって確認されているのです。

食品添加物でとくに注意しなければならないのは、輸入品のかんきつ類、たとえばオレンジやグレープフルーツ、レモンのほか、バナナなどにも使用されている防かび剤です。発ガン性や胎児に障害をもたらす催奇形性があることが、動物実験によって

※発ガン性が確認された化学物質
からだのなかで発ガン物質に変化することが確認されている食品添加物には、防かび剤（オルトフェニルフェノール）、酸化防止剤（ブチルヒドロキシアニソール）、漂白剤（過酸化水素）、発色剤（亜硝酸ナトリウム）などがある。

確認されています。

また、サリドマイド児で知られるアザラシ肢症も、化学物質が胎児に作用して先天性障害をひきおこした代表的な例だといえるでしょう。

飲料水や衣料品にまで潜む危険物質

食べものだけでなく、わたしたちの生命活動に欠かせない飲料水も、残念ながら100パーセント安全とはいえないのが実情です。

水道水に含まれる発ガン性物質であるトリハロメタン。そして、遺伝子を傷つけ、奇形やガンの原因になると問題視されている有機塩素化合物（TOX＝トックス）、さらに、かゆみや湿疹の原因となる、ガラス繊維などを含む水道水が問題になっています。一方、酸性雨などの全地球的な化学汚染により、人里離れた山奥からも塩素系有機物質が検出されており、「深山の名水」といえども、もはや安全とはいいきれなくなってきています。

さらに、2003年4月に、茨城県神栖町で有機ヒ素化合物に汚染された井戸水が確認されて以降、重金属などの土壌汚染がにわかにとりざたされるようになりました。

専門家によると、「地層汚染」「地下水汚染」「地下空気汚染」の3つは、地下において相互にかつ複雑にからみあっているため、汚染は表層の土壌にとどまらず、深部の地層や帯水層にまで広がっている事例がほとんどだということです。したがって、これらを総称して「地質汚染」と呼び、早急な浄化対策が求められています。

一方、化学物質の汚染源は、家庭内にも広がっています。

シックハウス症候群という言葉がポピュラーになったように、建築資材に使用されているホルムアルデヒドなどの化学物質が、からだに悪影響を及ぼすことは、いまや常識になりつつあります。

また、最近の調査では、クッキングペーパーや紙コップなど身近な紙製品からも環境ホルモン作用の疑われる有害物質が溶け出す恐れのあることが、大阪市立環境科学研究所の調査で確認されています。

再生紙で作った食品を包装する容器からも、環境ホルモンや発ガン性が疑われる物質が検出。これまで、プラスチック容器から環境ホルモンが溶出される疑いがあったため、紙容器への切り替えが進められてきましたが、いままで規制のなかった紙製品にも問題が浮上したことになります。

ファストフード※店で、若者たちが毎日のように高脂質の加工食品を食べ、紙コップに注がれた添加物入りの飲みものを口にしていることに、周囲の大人たちはもっと注

※ファストフード

「すばやく商品を出す」サービスをモットーにしている外食産業の食品。ハンバーガーをはじめ、ドーナツや牛丼などのチェーン店がある。脂肪分や糖分が高く、歯ごたえのない商品が多いため、健康への悪影響が懸念されている。

意の目を向けるべきでしょう。

　ほかにも、わたしたちがふだん使っている日用品や雑貨、洋服にまで、さまざまな化学物質が含まれています。

　たとえば、有機水銀化合物は防菌・防かび剤として、繊維製品のうち、おむつ、おむつカバー、よだれかけ、下着、手袋、靴下などに。また、家庭用の接着剤や塗料、ワックス、靴墨、靴クリームなどにも使用されています。

　もちろん、こうした化学物質のすべてがただちに健康を害し、体内に毒を発生させるというわけではありません。化学物質の危険性については個人差が大きく、誰にとっても安全だといえる基準がはっきりしないという点が大きな問題なのです。

　一般的には、これまでの科学的なデータに基づいて政府が定めた基準値（許容量）以下なら、健康に影響がないといわれています。

　しかし、わたしたちは大気や水、土壌、食生活や住環境全体に及ぶ「複合汚染」という状況下に置かれているのです。そのなかで、ごく微量の化学物質を長期間摂取した場合にどのような影響が及ぶのか、あるいは、数多くの化学物質や環境ホルモンが、人間のからだのなかでどのような相互作用を起こすかは、まったく不明なのです。

　とりわけ、脳のなかに有害物質をとおさないようにする「血液脳関門」が完成していない胎児の場合、母親が摂取した化学物質などが胎盤をとおして脳に入り、濃縮さ

生活のなかの有害物質

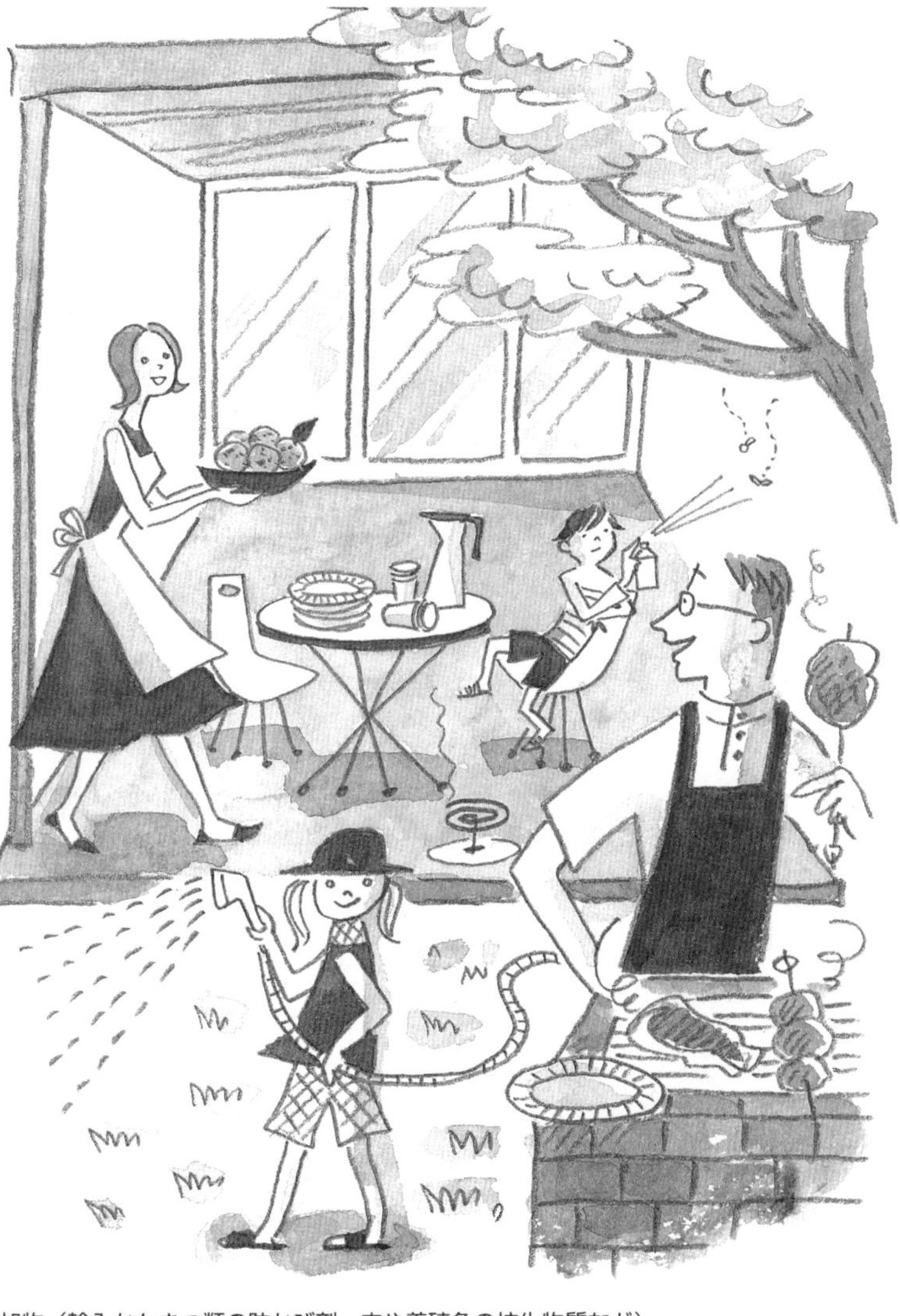

●食品添加物（輸入かんきつ類の防かび剤、肉や養殖魚の抗生物質など）
●トリハロメタン、有機塩素化合物、ガラス繊維（水道水）
●ピレスロイド系の農薬（殺虫剤、蚊取り線香、ゴキブリ燻煙剤など）
●カーバメート系の農薬（殺虫剤、除草剤など）
●環境ホルモン（建築資材、クッキングペーパー、紙コップなど）
●有機水銀化合物（おむつ、下着、家庭用の接着剤や塗料、靴墨など）

れてしまう危険性があります。

2003年6月に、厚生労働省が妊婦に対して水銀濃度が高い魚介類の摂取を控えるように呼びかけたのも、そうした理由によります。胎児や乳幼児だけでなく、免疫力が低下している人や高齢者などは、たとえ微量であっても障害をきたす可能性は大です。

もちろん、なんでもかんでも「危険だ!」と決めつけることはできません。しかし、明確な安全基準が定められておらず、どんな害が及ぶかわからない物質は、できる限り避けるのが賢明です。

まして、現代社会で生活している以上、体内毒素と無縁ではないわたしたちにとって、極力身のまわりの有害物質を排除し、解毒していくことは必要不可欠なことだといえるでしょう。

活性酸素の除去が生活習慣を見直すポイント

食事や運動、ストレス解消など、毒を溜めない方法や毒に負けないためのからだづくりは、その気になれば今日からでも始めることができます。

からだの毒消し方法のポイントは、体内の活性酸素（フリーラジカル）をいかに減らすかです。これは、生活習慣全般にいえることです。

活性酸素とは、電子が一対になっていないため、ほかの安定した分子から電子を奪い取ろうとする「酸化」作用をもつ酸素のことです。

酸化作用は、からだでは「老化」を意味し、病気にいたらしめる要因となります。その半面、活性酸素は呼吸や新陳代謝の際にも発生し、わたしたちのからだに侵入してくるばい菌や有毒物質を取り除く役目をしてくれる大事な物質でもあります。

しかし、問題は、地球環境の汚染や過度のストレスなどによって、現代人は必要以上に体内に活性酸素が増加していることです。活性酸素が増えることによって、次の3つの問題が生じます。

①正常な細胞にまで害を及ぼす。
②脂質と結合して人体に害を及ぼす過酸化脂質※となる。
③からだにさまざまな障害を及ぼす。

さらに、活性酸素が関与する症状は、脳卒中、心筋梗塞（こうそく）、白内障、糖尿病、肝炎、腎炎、アトピー性皮膚炎、放射線障害、やけどの悪化、かぶれ、シミ、ソバカス、冷え性、肩こり、神経痛、便秘、性欲減退、不眠、二日酔い、ストレスなど数限りなく

※過酸化脂質
植物油などの成分である不飽和脂肪酸が酸素と結びついてできる有害物質。活性酸素ほど強力ではないが、腎臓から排出されず体内に蓄積するため、血栓や動脈硬化の原因として注目される。また、ガンを誘発する危険性も指摘されている。

あります。そして、体内毒素と活性酸素は、次のような相関関係にあります。

①有害な化学物質が、わたしたちの口や皮膚、気道（呼吸）を通じてからだのなかに取り込まれると、異物として食細胞に食べられ、それを溶かして排泄するために活性酸素が大量に作り出される。

②そこで、化学物質の刺激を受け続けた食細胞は、さらに過剰な活性酸素を発生させ、正常な細胞や臓器に障害を与える。

③食品添加物や環境ホルモンは、体内で多量の活性酸素を発生させるとともに、腸内物を腐敗させ、血液をドロドロにする。たとえ微量であっても、長年にわたって有害物質を摂取していると活性酸素の過剰生産をもたらす。

このように、有害物質と活性酸素によってますます体調が悪くなり、毒素をからだの外に出さなければ、ガンなどの重篤な症状を招いてしまうのです。過剰な活性酸素と病気の関係は、次のようにまとめられます。

活性酸素と病気の関係

●組織細胞が攻撃を受けて弱る ──→ 老化の促進
●遺伝子に傷がつく ──→ 難病、ガンなどの要因
●アレルギー反応を起こす ──→ 花粉症、アトピー性皮膚炎、鼻炎、喘息などの発症

●炎症を起こす──→関節炎など
●過酸化脂質を作る──→生活習慣病（動脈硬化、心臓病、不整脈など）の要因
●潰瘍（かいよう）、ポリープなどを作る──→ガンの要因
●ホルモンのバランスをくずす──→生理不順、不眠症、更年期障害などの発症

このように、さまざまな症状をひきおこす有害物質によって発生した過剰な活性酸素が、血管や細胞、組織のいたるところに毒をまき散らし、徐々にからだ全体を蝕み、確実に病気や老化を早める──。わかりやすくいえば、毒物や活性酸素は、鉄をサビさせてしまう強力な酸化剤のようなものなのです。

生活習慣を見直すポイント

では、からだをサビさせないためには、どうすればよいのでしょうか？　結論からいえば、次のような生活習慣に改めることです。

●食事は、できるだけ無農薬・有機栽培の農作物や、毒消しをした食材を使った伝統的な穀物菜食を基本にする。
●体調がすぐれない人やストレスが溜まっている人は、抗酸化作用のある食品を補助的に摂取する。
●からだのバランスを整え、できるだけ有害物質を排除した生活空間をつくる。

●ストレスが溜まらないようなリラックス法やプラス思考を身につける。
●毒素を排泄し、免疫力を高める効果がある、自分に合った生活術や家庭療法を実践する。
●腸内洗浄や毒出し効果のある各種製品を活用する。

身につけよう!

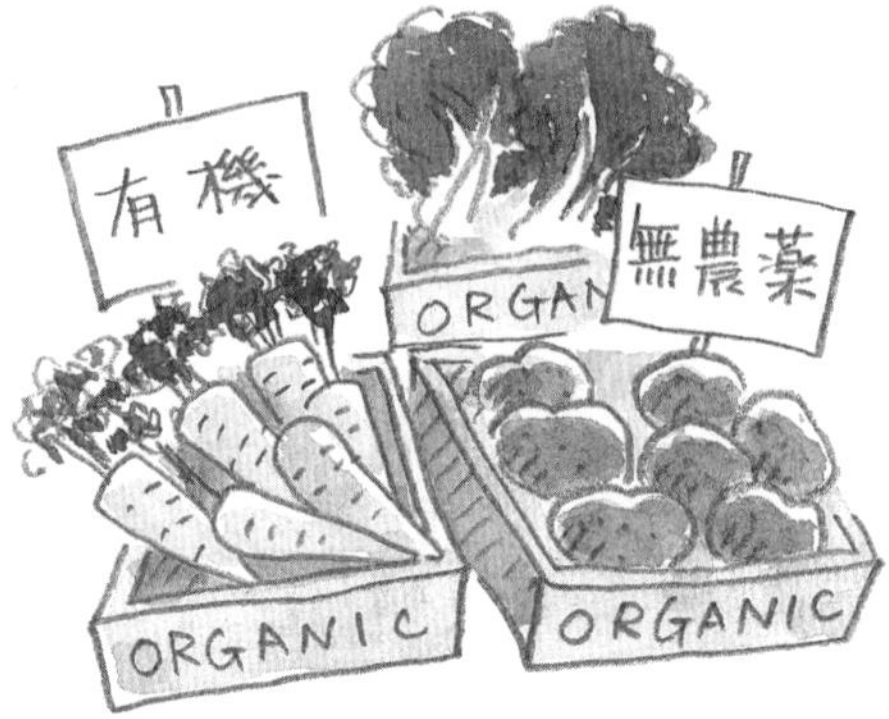

1 食事は無農薬、有機栽培の食材と穀物菜食が基本（第3章66ページ〜参照）

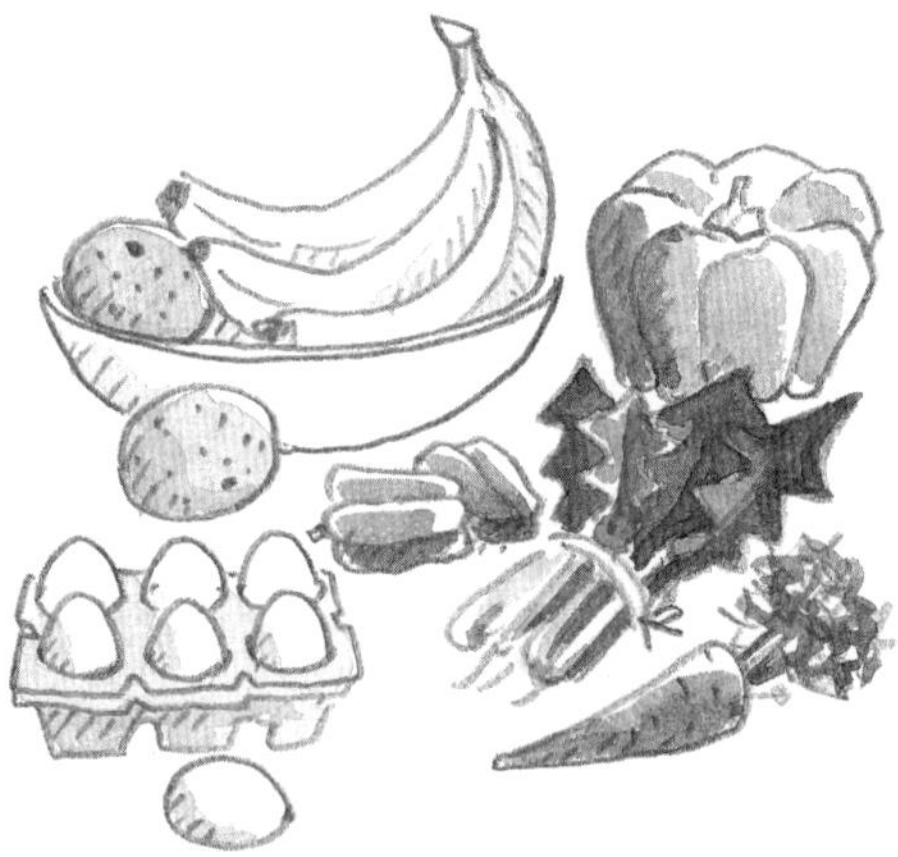

2 抗酸化作用のある食品を摂取（第4章90ページ〜参照）

からだをサビさせないための生活習慣を

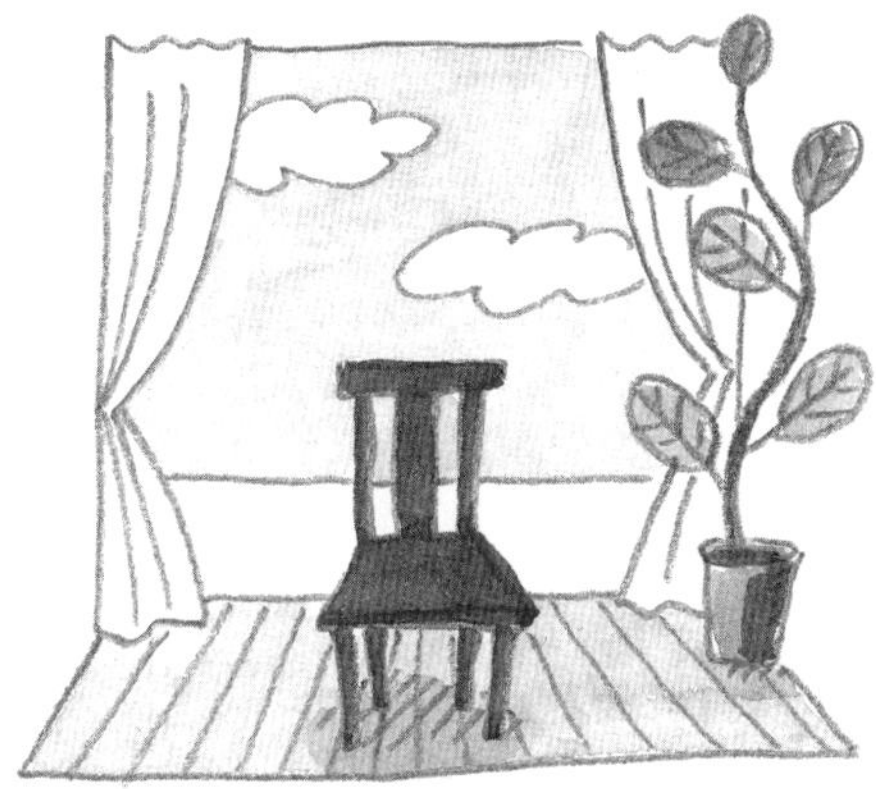

3 有害物質の少ない生活空間をつくる
（第5章144ページ～参照）

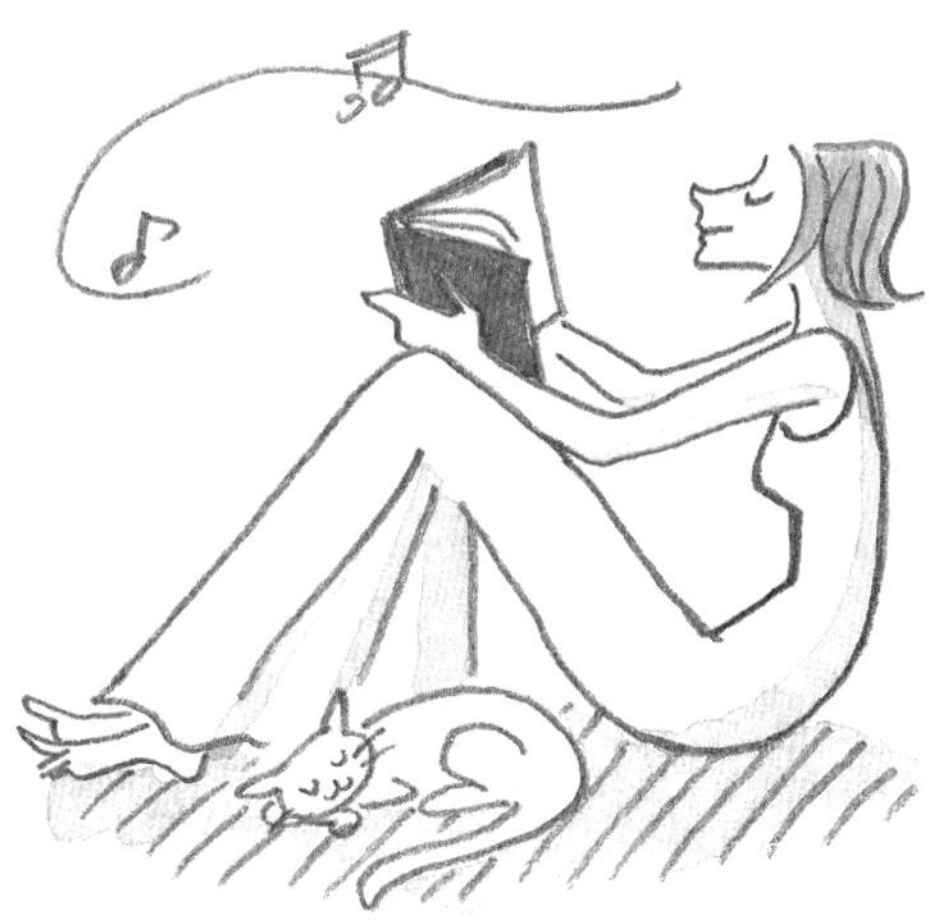

4 ストレスを溜めない
（第5章170ページ～参照）

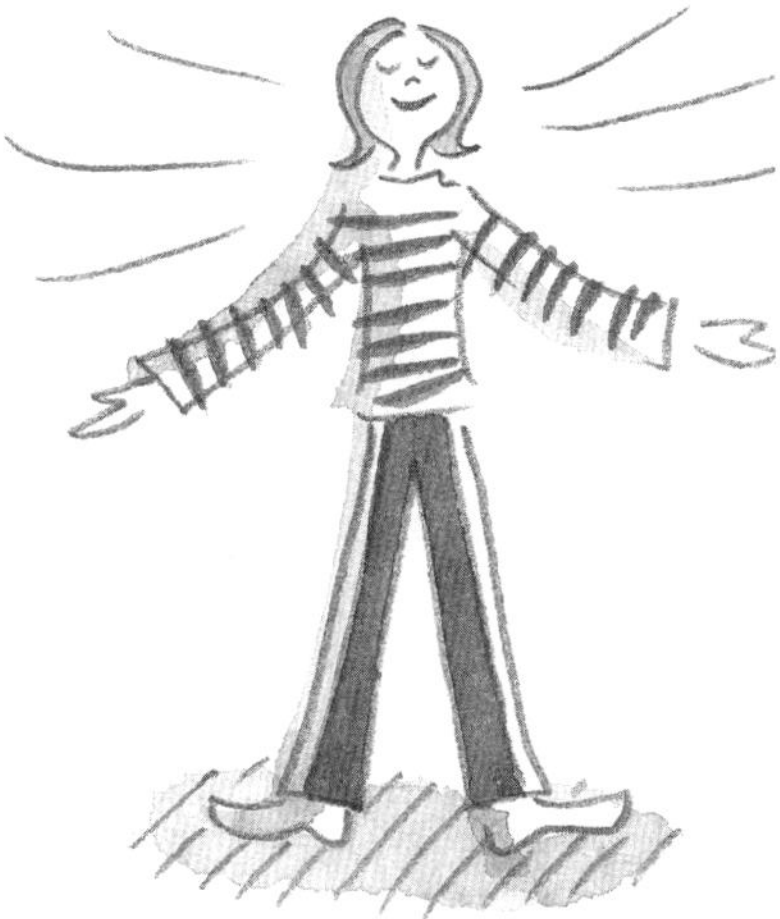

5 免疫力を高める家庭療法の実践
（第5章184ページ～参照）

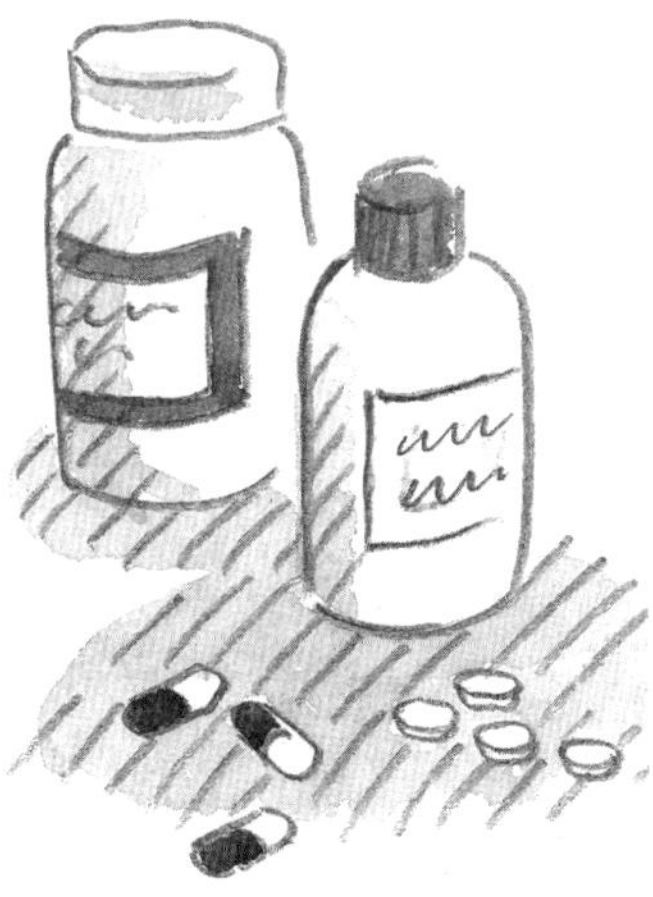

6 腸内洗浄や“毒出し”製品の活用
（第6章196ページ～参照）

コラム・毒消しライフ

竹炭や観葉植物で“空気のビタミン”を補給

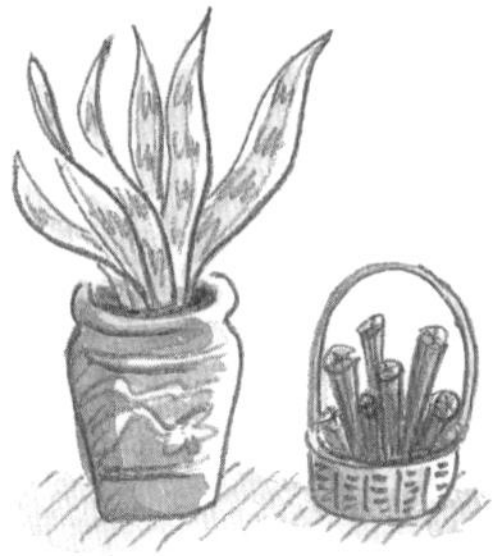

空気中には、プラスイオンとマイナスイオンの2種類が存在しており、都会の生活空間はプラスイオンが過剰になっています。電磁波や環境汚染などによってプラスイオンが多くなると、からだが酸性化し、免疫力が低下します。

そこで注目を集めているのが、空気のビタミンといわれるマイナスイオンです。

酸化物質を中和し、アルカリ性に傾ける作用があるので、細胞内に酸素と栄養成分を十分にいきわたらせ、自然治癒力が高まります。

部屋のなかでマイナスイオン効果を高めるためにおすすめなのは、竹炭や観葉植物を室内に置くこと。

竹炭には数ミクロンの小さな穴が無数にあるため、備長炭に比べて2倍以上の表面積があり、吸着力も10倍。シックハウス症候群の原因となる有毒ガスやホルマリン、アンモニアなどのいやな臭いなども消してくれます。

観葉植物にも、シックハウス症候群の原因物質を浄化する力があることが、NASA（アメリカ航空宇宙局）の調査によって明らかに。なかでもポトスなど総葉面積が広いものは、とくに効果が高いそう。

こころとからだを癒してくれる竹炭や観葉植物を、あなたの部屋にも飾ってみては？

第2章

毛髪分析が教えてくれる重金属汚染の広がり

重金属は食物連鎖を経て人体に凝縮される

日々の暮らしのなかで、わたしたちが無意識のうちにからだに取り込んでいる有害物質。そのなかには、日本ではほとんど問題視されていない重金属、すなわち水銀やヒ素などの有害ミネラルがあります。

ヒ素といえば……。2003年4月にマスコミで報道された、茨城県神栖町の井戸水から水質基準の450倍以上ものヒ素が検出されたというニュースを記憶されている人も多いと思います。

何も知らずにその井戸水を飲んでいた住民のうち、幼児に発育の遅れや手足のしびれなどの症状が出たことから問題となり、旧日本軍の毒ガス兵器の成分とみられる有機ヒ素化合物が飲料水に混ざっていたという前例のない被害が報告されたのです。

政府は、治療法が確立されていないことや、幼児に発育遅滞などの被害が出ていることを重視し、環境省に救済策を検討するよう指示しました。さらに、その後の追跡調査によって、120か所以上の井戸水、そして小学校のプールの水からも基準値をはるかに上回るヒ素が検出されたのです。

これは、地元住民が関係機関やマスコミに強く訴えたことで明るみに出た、衝撃的なできごとでした。

さらに、ヒ素汚染と同時期に、今度は「水銀に汚染された魚が妊婦に悪影響を及ぼす恐れがある」というニュースが日本中をかけめぐりました。

同年6月に、厚生労働省が各都道府県や水産庁に対して、「水銀濃度が高い魚介類、くじら類の摂取を控えるよう、妊婦や妊娠の可能性のある人に呼びかける」という通知を出したのです。

厚生労働省の薬事・食品衛生審議会の部会が、胎児への影響を考慮して、「めかじき、きんめだいの摂食は週2回以下が望ましい」と発表したことにより、きんめだいの卸売り業者が風評被害を受けたと、一時は物議をかもしました。

厚生労働省※はホームページに注意文を掲載し、右記以外の魚種や妊婦でない人については「健康への悪影響が一般に懸念されるようなデータはない」とし、「魚介類などは一般に人の健康に有益」と冷静な対応を呼びかけています。

しかし、魚介類の水銀汚染をめぐっては、世界各地で高い関心がもたれ、適切な対応がなされているのも事実です。なぜなら、水銀は生殖機能やホルモン系に影響を及ぼすため、たとえ微量でも体内に蓄積されると毒性が高まり、人体に多大な影響を及ぼすからです。

とくに胎児への影響が懸念されるため、欧米諸国では2001年以降、妊婦を中心

※厚生労働省のホームページ

関連サイトとして「平成15年6月3日に公表した『水銀を含有する魚介類等の摂食に関する注意事項』について（Q&A）」が記載されている。
http://www.mhlw.go.jp/

にした食事制限や指導が行われており、米国では、妊婦や授乳中の母親、幼い子どもに対して、水銀の汚染度の高いまぐろやめかじきなどの魚の摂取を制限するように勧告しています。

一方、日本では水俣病問題[※]が沈静化してから、水銀汚染の魚の危険性については、ほとんど忘れ去られていました。その意味で、今回の厚生労働省の発表は、忘れやすい日本人にとってショック療法的な効果があったといえるかもしれません。

実際、ある水俣病の研究者によると、産業廃棄物によって生じた水俣病はいまも終わることなく、同じような被害はカナダや中国、ブラジルなどでも広がっていると警鐘を鳴らしています。香港周辺の海でも、ＷＨＯの勧告より高い水銀濃度のふか（さめ）やまぐろ、めかじきなどがみつかっているのです。

水銀には有機水銀と無機水銀がありますが、有機水銀のほうが毒性が強く、急性中毒および慢性中毒をひきおこします。とくに中枢神経系に強い毒性を示し、難聴、感覚障害、平衡機能障害、運動失調、言語障害、からだのしびれなどのほか、抑うつなどの精神症状や自律神経症状などの原因にもなります。また、最近の研究によると、水俣病の原因となったメチル水銀には、細胞内に活性酸素を増加させる働きがあることも確認されています。

水銀汚染は、生態系サイクルのなかでいちばんの享受者である人間に、もっともその影響が色濃く表れます。

［環境汚染→土壌や海の汚染→プランクトンの汚染→海産物の汚染→人間の慢性中毒］

という一連の食物連鎖によって、わたしたちのからだに蓄積される水銀の毒性がますます高まってしまうのです。

それだけに、わたしたちは一刻も早く水銀などの汚染源を断つと同時に、その使用にも監視の目を向け、日頃からできるだけ重金属の毒出しを心がける必要があるでしょう。

ある一家の毛髪分析でわかったこと

ヒ素や水銀などの重金属が、どれだけわたしたちのからだのなかに侵入しているのか……。じつは、それを簡単に調べる方法があります。

それは、毛髪ミネラル検査（毛髪分析）という、髪の毛に含まれるミネラル分をチェックする方法で、米国では30年以上にわたって健康管理・病気予防のための検査法として定着しています（以下、重金属を有害ミネラルと記します）。

※水俣病

工場排水に含まれていたメチル水銀化合物に汚染された魚介類が原因で、熊本県水俣地方の住民に発生した中毒性の神経疾患。その後も内外で同様な中毒症が確認されており、国立水俣総合研究センターが綿密な調査・研究を行っている。

わずか0・2グラムの毛髪から、体内の必須ミネラルのバランスや主要な有害ミネラルの蓄積状況が測定できるので、わたしのクリニックでは、患者の要望を聞いてひとつの診断法として用いています（毛髪分析は実費です）。

その結果わかったことは、患者の約8割の方々が、有害ミネラルに汚染されているという事実です。

わたしたちの生命活動には、ナトリウム、カリウム、マグネシウム、カルシウムなど、20種類の必須ミネラルが不可欠であることは、みなさんご存じのことと思います。

それとは反対に、とりすぎるとからだに害を与える有害ミネラルには、

①水銀
②ヒ素
③カドミウム
④アルミニウム
⑤鉛
⑥ベリリウム

などがあります。なかでも日本人は、水銀やヒ素の蓄積量が多いといわれています。

有害ミネラルが体内に過剰に蓄積されると、さまざまな障害をひきおこします。

これまでに数多くの患者の毛髪分析を行ったところ、とくに重症の人でなくても、

有害ミネラル過剰時のおもな健康障害

ミネラルと代表的な病気	過剰による健康障害
Cd カドミウム *Cadmium* イタイイタイ病	多くの酵素・栄養素の働きを阻害、腎臓・肝臓障害、骨の異常、食欲減退、高血圧、ガン、神経過敏、歯黄化、肺気腫、胸・足痛
Hg 水銀 *Mercury* 水俣病	細胞膜への毒素により酵素の活性を阻害、腎臓・肝臓障害、歯が抜ける、歯茎の青化、四肢のしびれ、震え、頭痛、下痢、食欲不振、情緒不安定
Al アルミニウム *Aluminium* 痴呆症	胃腸障害、くる病、手足けいれん、吐き気、腎臓障害、げっぷ、骨粗鬆症、アルツハイマー病、パーキンソン病
Pb 鉛 *Lead* 鉛中毒	さまざまな酵素の活動侵害、免疫反応抑制、腎臓・肝臓障害、頭痛、疲労倦怠感、貧血、高血圧、卒倒、昏睡、動脈硬化、中枢神経を侵し精神異常や不眠
As ヒ素 *Arsenic* ヒ素中毒	皮膚障害、体毛消失、全身疲労、貧血、聴力・呼吸器系への悪影響、多発性神経炎、無感覚症、手足焦熱感、体重減少、吐き気、頭痛

（参考：「ら・べるびぃ予防医学研究所」作成資料より）

また年齢・性別・職業にかかわらず、ほとんどの人から基準値よりも高い有害ミネラルが検出され、正直、その結果にはわたしも驚かされました。

ここで、参考までに、患者のなかからFさん一家の例をあげておきます。

Fさん一家は、Fさん（39歳）、Fさんの奥さん（39歳）、長男（9歳）の3人家族です。仕事の関係で、長いあいだ海外生活をしていました。

Fさんは日本に戻ってからも、海外勤務時と同様に忙しい毎日を送っています。そんなFさんが来院したのは、家族の健康相談が目的でした。

Fさん自身は、長年の激務の関係からか、首から頸椎にかけて脱力感があり、時折、痛みを伴うこともあるとのこと。そのため、すでに整形外科を受診し、頸椎の骨に出っぱりがあると診断されたそうです。Fさんの奥さんはとりたてて問題はなさそうですが、いちおうの健康診断的な検査を希望。そして、Fさんの長男は、日常生活にはとくに問題がないものの、小学校に上がる前頃から突然に腹痛と血尿が現れることがあって、過去に数回、救急病院で受診したことがあるそうです。

Fさんが気にかけていたのは、長男のことでした。しかし、わたしは、Fさんについても「首の骨に神経を刺激するほどの出っぱりができる年齢ではない」と思ったので、Fさん自身にも毛髪分析をすすめました。

そこで、Fさんの奥さんもいっしょに、家族全員の毛髪分析を行うことにしたのです(46、47ページの表参照)。

その検査の結果をふまえて、まず、Fさんの必須ミネラルから検討しました。

血液に含まれている必須ミネラルの濃度は、からだが自動的にコントロールしているため、一定に保たれています。そして、毛髪に含まれているミネラル分は、血液中からの余分な漏れ出しと考えられます。したがって、毛髪中の必須ミネラルも、基準範囲以上の量が検出されることが望ましいといえます。

そこで、Fさんのマグネシウムとカルシウムの値をみると、両方とも基準範囲の下限にありました。これは、血液中ではかろうじて濃度が保たれていますが、ストック分としては余裕のない状態といえるかもしれません。

骨は常にカルシウムを放出しては吸収していますが、いったん骨から血液に溶け出したカルシウムが同じ場所に戻らずに別の骨につくと、トゲのように骨が出っぱってくることがあります。

Fさんの場合、血液中のカルシウム量のストックに余裕がなく、骨のなかのカルシウムが常に血液に流れ出しては、また骨につくということを繰り返しているうちに、頚椎の骨に余分な骨がくっついてきた可能性があります。

飛び出た骨が首の神経を圧迫して、神経の働きを低下させていたのです。一度ついた骨を自然に減らすのは難しいですから、今後、これ以上カルシウムが骨につかない

Fさん一家の毛髪ミネラル検査表

必須ミネラル

人間の生体活動に不可欠と考えられているミネラルの測定値です。

元素名		基準範囲（ppb）	測定値(ppb)
❶ Na ナトリウム	夫	7500.00~65500.00	135800.00
	妻	1800.00~28000.00	9791.00
	長男	7500.00~65500.00	54680.00
❷ K カリウム	夫	6000.00~62000.00	195500.00
	妻	1200.00~22000.00	1889.00
	長男	6000.00~62000.00	122000.00
❸ Mg マグネシウム	夫	25500.00~115000.00	28560.00
	妻	75000.00~365000.00	386700.00
	長男	25500.00~115000.00	22150.00
❹ Ca カルシウム	夫	240000.00~910000.00	256300.00
	妻	780000.00~3500000.00	2265000.00
	長男	240000.00~910000.00	209300.00
❺ Cr クロム	夫	46.00~165.00	169.40
	妻	46.00~165.00	91.66
	長男	46.00~165.00	155.00
❻ Mo モリブデン	夫	24.00~50.00	37.51
	妻	12.00~35.00	19.48
	長男	24.00~50.00	44.09
❼ Mn マンガン	夫	60.00~350.00	76.55
	妻	70.00~480.00	88.29
	長男	60.00~350.00	144.70
❽ Fe 鉄	夫	3800.00~8000.00	7605.00
	妻	3900.00~9500.00	5288.00
	長男	3800.00~8000.00	8347.00
❾ Cu 銅	夫	10000.00~38000.00	52480.00
	妻	12000.00~61000.00	23880.00
	長男	10000.00~38000.00	13660.00
❿ Zn 亜鉛	夫	100000.00~230000.00	133100.00
	妻	100000.00~230000.00	106600.00
	長男	100000.00~230000.00	230800.00
⓫ P リン	夫	140000.00~230000.00	164400.00
	妻	105000.00~230000.00	128700.00
	長男	140000.00~230000.00	151800.00
⓬ Se セレニウム	夫	400.00~800.00	750.50
	妻	150.00~650.00	354.10
	長男	400.00~800.00	699.80

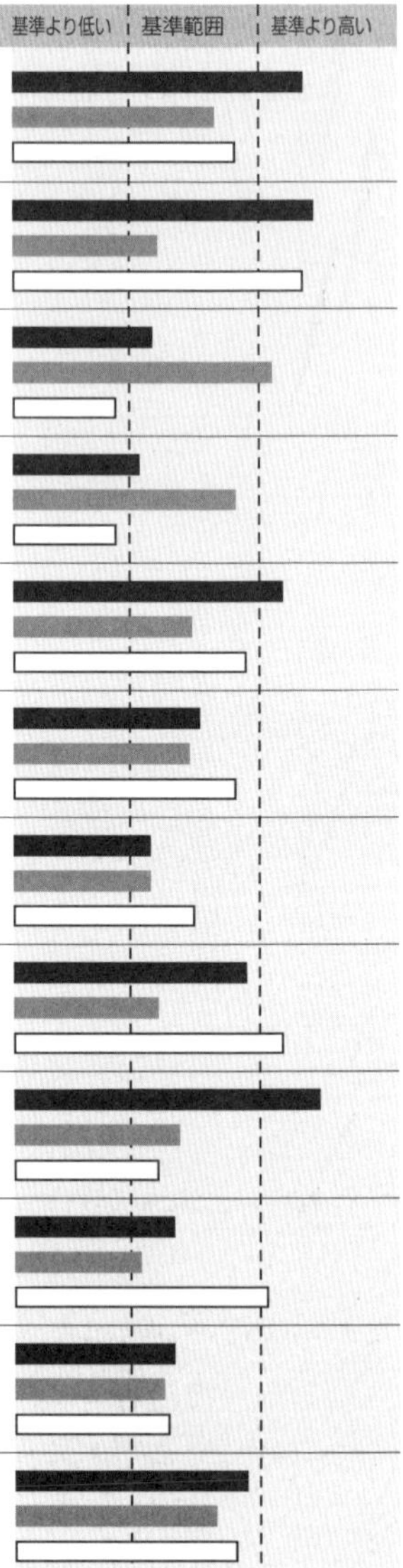

有害ミネラル

人体に対して悪影響を及ぼすとされている有害ミネラルの測定値です。
高い数値を示した場合には対処が必要です。

元素名		基準範囲（ppb）	測定値(ppb)
ⓐ Be ベリリウム	夫	0.70~3.50	0.67
	妻	0.70~3.50	0.77
	長男	0.70~3.50	0.56
ⓑ Cd カドミウム	夫	4.50~49.00	10.26
	妻	4.50~49.00	7.53
	長男	4.50~49.00	10.53
ⓒ Hg 水銀	夫	1800.00~9600.00	3616.00
	妻	1100.00~5650.00	4069.00
	長男	1800.00~9600.00	4838.00
ⓓ Al アルミニウム	夫	1900.00~9500.00	9598.00
	妻	1900.00~9500.00	5056.00
	長男	1900.00~9500.00	11680.00
ⓔ Pb 鉛	夫	170.00~1700.00	630.50
	妻	170.00~1700.00	420.20
	長男	170.00~1700.00	523.00
ⓕ As ヒ素	夫	25.00~150.00	66.81
	妻	6.50~36.00	34.03
	長男	25.00~150.00	91.05

※毛髪ミネラル検査はミネラルバランスの分析結果ですので、医学的な診断結果ではありません。
病気の傾向がみられる場合は、ほかの医学検査を併用することによって総合診断をする必要があります。
結果表の読み方　測 定 値：毛髪分析によって得られた数値です。
基準範囲：この範囲は臨床データや各種研究論文より健康な人の示す値を集めたものですが、この範囲内であれば完全に健康というような絶対的なものではありません。

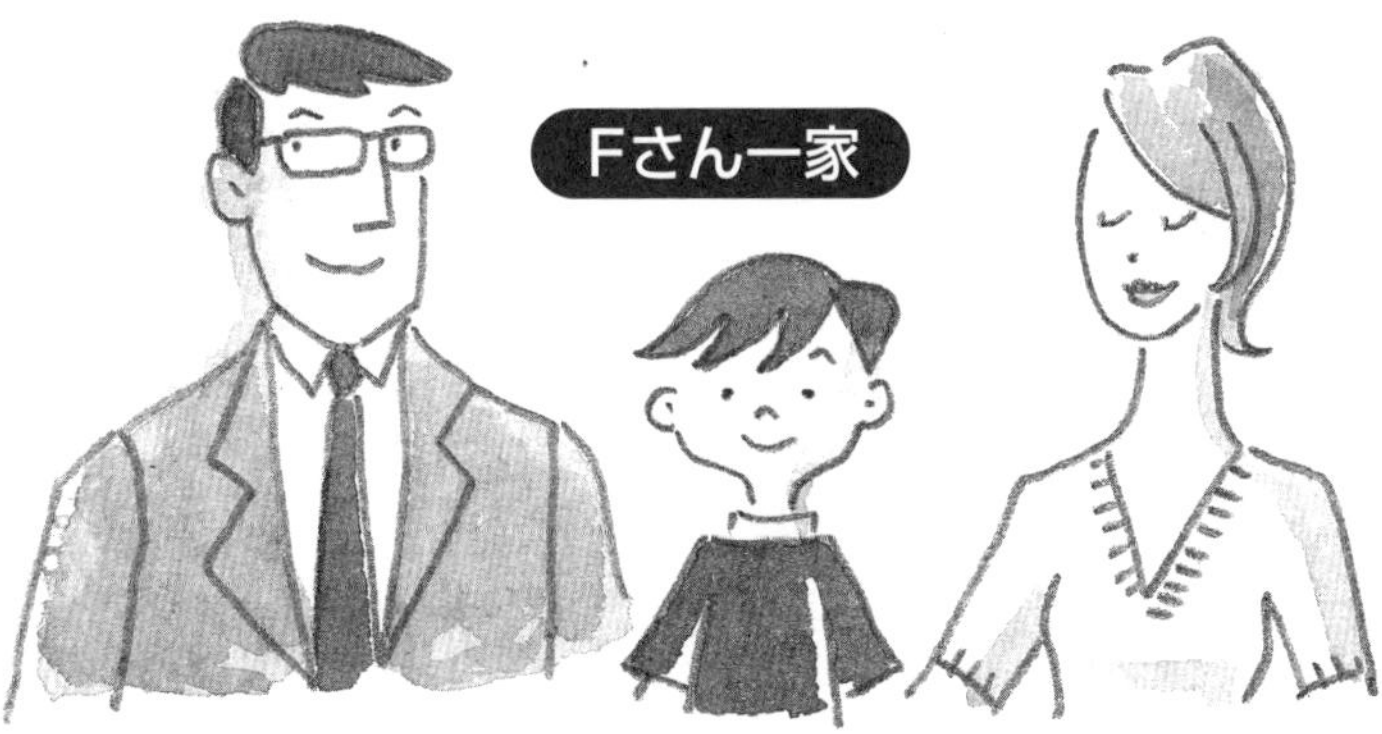

夫（39歳）会社員　長男（9歳）小学4年生　妻（39歳）専業主婦

ように、体内のカルシウムの代謝を調整する必要がありそうです。

さて、一方の有害ミネラルを検討してみましょう。

有害ミネラルは、基本的にからだのなかには存在しないほうがよいもので、もし存在したとしても、ごく微量でなくてはなりません。当然、検査表の数字としては、低レベル内でとどまってほしいわけです。

Ｆさんの場合は、一般に問題となっている水銀、カドミウムは中レベルの下方ですが、このまま蓄積していくと将来に軽度の影響が出る可能性があります。

また、アルミニウムの量を見ると、濃度が中レベルの上限にあったので少し驚きました。なぜなら、アルミニウムが蓄積する場合はやや特別な原因が考えられ、このレベルだとなんらかの悪影響が出てきても不思議ではないからです。

チーズの食べすぎでアルミニウムが蓄積されてしまった!?

最初、その原因は不明でしたが、後になってそれを説明できる可能性のあるデータが得られました。それは、Ｆさんの長男の毛髪分析の結果です。

Ｆさんの長男は、何度か救急病院で詳しい検査を受けるたび、尿管結石（尿の管にカルシウムからできた石が溜まる）が原因ではないかと疑われました。石ができて一時的に尿管に詰まると痛みを発したり、尿管を傷つけて出血することが多く、血尿が出ることがあるのです。

ただし、尿管に石ができるのは、大人になってからのことが多く、小学校低学年でそのような症状になることはまれだと考えられました。しかし、Ｆさんの話を聞いているうちに、Ｆさんの長男に石ができても不思議ではない状況がみえてきました。

Ｆさんの長男は、チーズがとても好きだったのです。おやつにかなりの量のチーズを食べていたということで、チーズのなかのカルシウムが原因となっている可能性が考えられたのです。カルシウムが溜まって石を作ってしまい、その結果、毛髪中のカルシウム濃度が低くなっているのではないかということです。

そこで、Ｆさんの長男にチーズを控えるように話したら、すぐにそれを実行したようで、それ以後、血尿は減ってきて腹痛もみられなくなりました。

また、Ｆさんの長男の毛髪分析結果を見ると、父親と同じようなパターンになっています。

必須ミネラルのカルシウムとマグネシウム濃度が基準より低く、有害ミネラルであるアルミニウムが中レベル以上を示しているのです。

アルミニウムが、どこから体内へ入ってくるかは非常に重要な問題です。一般的には、アルミニウムの鍋、水道水（浄水のためにアルミニウムが使用されている）、アルミ缶などからではないかと考えられていますが、実際に有害になるほどのアルミニウムがどの経路で入るかは、明らかになっていないのです。

もしかすると、毛髪中のカルシウムとマグネシウム濃度が低い人は、体質的な影響があるかもしれません。だとしたら、Fさん親子の分析結果が共通しているのもうなずけます。

いずれにしても、カルシウムとマグネシウムは、アルミニウムを排泄する効果があると考えられていますから、カルシウムとマグネシウム濃度が低い人は、アルミニウムが体内に蓄積する危険性は高まります。

※アルミニウム骨症という病気がありますが、この病気は、血液透析を行っていく際に、透析液中のアルミニウムがやむを得ず骨に蓄積して起こります。

また、カルシウムが豊富な骨にアルミニウムが蓄積していくと、カルシウムが骨に結合しにくくなり、その結果、骨がもろくなって骨軟化症になるケースもあります。

ですから、知らず知らずのうちに体内に入ってくるアルミニウムは、可能な限り積極的に排泄を行う必要があります。短期間では害になるほどの量でなくても、長年にわたって蓄積が続けばなんらかのトラブルが起こる危険性は高いので、有害ミネラルの排出法（62ページ参照）をぜひ参考にしていただきたいと思います。

さて、次にFさんの奥さんはどのようになっていたか、毛髪分析の結果を検討してみましょう。

奥さんの場合は、Fさんや長男にみられるような、カルシウムとマグネシウム濃度の低下は認められませんでした。むしろ、基準範囲の上限近くで、血液中にも十分な濃度が維持されていると思われます。

これは、食事内容の違いからくるのか、体質的な原因からくるのかははっきりしません。今後、何度か毛髪分析を行って、その変化をみながら検討する必要があると思います。

Fさん一家の検査結果のように、有害ミネラルにおいてもパターンが異なっています。奥さんのアルミニウム濃度は思ったほど高くはなく、むしろ水銀濃度のほうが高くなっています。

これは、魚をよく食べる人にみられるパターンのひとつで、水銀濃度の増加とヒ素濃度の増加が並行しているのが特徴的です。

現在のところ、とくに奥さんのからだにトラブルはみられませんが、水銀の蓄積を考えると、将来的に問題が発生しないようにいまからデトックスを行っておいたほうがよいと思われます。

※アルミニウム骨症

過剰に摂取されたアルミニウムが骨に沈着して起きる骨軟化症の一種。からだの広範囲に骨・関節痛がみられる。アルミニウムの体内蓄積（副作用）のほか、酸性雨の影響を受けた土壌などが汚染源として考えられている。

このように、同じ家族であっても、食事環境、仕事環境、体質などの先天的な違いから毛髪分析の結果が大きく異なることがあります。ですから、一度毛髪分析を行い、必須ミネラルと有害ミネラルの状態を知ってから、必要な対策を講じることが大切だと思います。

胎児への影響が心配な有害ミネラルの毒性

Fさん一家のケースはほんの一例ですが、有害ミネラルは人体に次のような害を及ぼすことがわかっています。

●細胞や各器官に蓄積し、たんぱく質と結合して、酵素の働きを抑制する。
●その結果、正常な構造のたんぱく質が作られず、造血、細胞内伝達、遺伝子、免疫系などあらゆる機能に悪影響を及ぼす。
●とくに、胎盤をとおして胎児や新生児にいちじるしい影響を及ぼす可能性がある。

たとえ微量であっても、有害ミネラルを長期間とり続けると慢性的な中毒症状をひきおこすことがあります。

わたしは、これまでの研究結果や検査結果などから、ガンの発生にも水銀や鉛などが大きく影響していると考えています。だからこそ、本書をとおして一人でも多くの人に、毒消し&毒出しの必要性とその具体的な方法についてお知らせしたいと思ったわけです。

有害ミネラルはさまざまな毒性をもっているため、ほかの化学物質やストレスとあいまって、さらに過剰な活性酸素を発生させ、心身の不調の原因となっていることは想像にかたくありません。現在、ヒ素や水銀の汚染問題が再び浮上しているのは、わたしにはただの偶然ではないように思われるのです。

有害ミネラルの汚染源は意外なところに

では、個々の有害ミネラルがどのような害をもたらし、どんな汚染源があるかについて、具体的にみてみましょう。

①水銀――歯の詰めものや予防接種にも使われている

まずは、数多くの人たちから検出されている水銀についてみてみましょう。

害についてはすでに述べたとおりですが、じつは工場排水や汚染された魚以外にも、わたしたちのからだに入り込むルートがあるのです。それは、歯の詰めものに使われる水銀アマルガムや、予防接種のワクチンに使われる有機水銀です。

水銀アマルガムとは、歯医者さんで虫歯の治療の際に使われる銀色の詰めもの（充てん剤）の成分です。水銀アマルガムに毒性があるということは、欧米ではすでに常識になっていて、アトピー性皮膚炎や自閉症などの原因になっているのではないかと疑われているのです。

アマルガムは体内では無機水銀になりますが、蓄積すると、神経や消化器、腎臓などに障害をもたらします。

アトピー性皮膚炎の重症患者を対象にした調査では、歯から水銀アマルガムを取り除いて、ほかの詰めものに替えたところ、70パーセントの患者の皮膚炎が改善し、そのうち半数以上、60パーセント近くの患者が完全に治癒したという結果が出ています。

そのほかの調査によっても、水銀アマルガムがアトピー性皮膚炎と密接に関係している可能性が指摘され、スウェーデンなどではすでに妊婦や小児への使用が禁止されています。

現在、日本では、水銀アマルガムは歯の治療の充てん剤としては使用されなくなったといわれていますが、過去に水銀アマルガムの詰めものをしている人は圧倒的に多く、その影響ははかりしれないものがあります。

さらに、問題視されているのが、子どもたちのからだに直接打たれる各種ワクチンです。

日本では、有機水銀であるチメロサールに対する規制がないため、ジフテリア・破傷風・百日咳の「三種混合」や、「インフルエンザ」「日本脳炎」「B型肝炎」の各ワクチンに使用されています。なかでもエチル水銀は、毒物でありながら医薬品の防腐剤に使用されていて、毒物および劇物取締法の規制がないのが実情です。

一方、重金属の害に対して関心の高い米国では、予防接種に使われるチメロサールが自閉症の原因となったとして損害賠償裁判が生じ、結果的に、政府は赤ちゃんの予防接種からチメロサールを除去することを決めています。

なぜなら、米国の研究機関では、すでに次のような衝撃的な結果が報告されているからです。

「百日咳のワクチン接種を受けた子どもは、受けていない子どもと比べて、アレルギーにかかる率が5倍も高い」

「ワクチンを受けている子どもは、受けていない子どもにくらべ、喘息(ぜんそく)、アレルギー、湿疹の発症率が高い」

「注意欠陥障害※(多動児)や自閉症など神経系の発達障害は、生後6か月以内に行われるチメロサール含有ワクチンの接種による水銀の取り込みと、統計的に有意な相関

※注意欠陥障害

ADHD(Attention-Deficit/Hyperactivity Disorder)。集中力の持続の短いことと、気の散りやすさを基本的な特徴とする障害。抑制のきかない多動性、衝動性、著しい気分の変動、攻撃性、乏しい対人関係などがみられる。

がある」

このように、水銀汚染は特定の魚介類や妊婦だけの問題ではなく、わたしたち日本人全体がもっと注意を向けて真剣に取り組まなくてはならない、きわめて重要な問題なのです。

②ヒ素――残留農薬や飲料水などで取り込まれる

次に、水銀以外のおもな有害ミネラルについてみてみましょう。

ヒ素の恐ろしさは、古くは1955年に発生した森永ヒ素ミルク事件により、広く一般に知られました。

そして、前述したように、2003年になって、茨城県神栖町の井戸水から高濃度の有機ヒ素化合物が検出されたことで再び話題になりました。旧日本軍の毒ガス兵器が原因ではないかとみられ、茨城県は、井戸水を飲んだ家族のうちの2人の乳幼児は、言葉や運動の発達に遅れがみられる障害があったと報告しています。

また、その後の調査によって、周辺地域の200人以上の人たちが高濃度のヒ素が入った井戸水を飲んでいたことが確認されたのです。

ヒ素の汚染源は、製薬、化学、半導体などの工場排水、農薬などです。身近なものとしては、果物や野菜などに含まれる残留農薬や飲料水、海藻、海産物から体内に取り込まれます。また、石炭の燃焼、除草剤、殺虫剤、自動車の排出ガスにも含まれています。

複合汚染という観点からみれば、ヒ素による汚染も、一部地域の特殊な環境下だけで起きた問題だとはいいきれません。

高濃度のヒ素は、頭痛、眠気、爪がもろくなる、斑点、体重の減少、虚弱、甲状腺腫、神経痛、知覚障害、筋肉萎縮、肝臓障害、心臓肥大、皮膚ガンなどの慢性中毒症状をひきおこす可能性があります。

そのため、米国では、発ガン性があるヒ素を含んだ保存剤で処理した木材の使用をやめることなどを、関連産業が自発的に決定しています。

③カドミウム――タバコの煙にも含まれている

有名な公害病として知られるイタイイタイ病は、慢性カドミウム中毒が原因です。カドミウムは、腎機能障害や重症の骨軟化症をひきおこす原因となります。そのほかの中毒症状として、疲労、高血圧、鉄欠乏性貧血、無臭覚症、歯の黄化、出生児の体重過少、過カルシウム尿症、背中下部と足の痛み、低リン酸血症、リウマチ性関節炎などがあります。

また、脳にも作用し、大量殺人犯の毛髪から、最高値のカドミウムが検出された例もあります。

汚染源は、アルカリ乾電池や合成樹脂製品、自動車タイヤのほか、セメント工場や石灰工場の焼石灰粉塵、ベアリングや金属加工、電気メッキなどの工場の排水と、それらに汚染された魚介類です。そのほか、排出ガスも汚染源となります。

また、タバコの煙にもカドミウムが含まれており、喫煙者でなくても、喫煙者の近くで煙を吸ってしまうと当然その危険性は高まります。

最近になって受動喫煙の害が問題視されるようになり、禁煙エリアが拡大していますが、ニコチンなどの発ガン性物質以外にも有害ミネラルが含まれていることを考慮すれば、当然の流れだといえるでしょう。

④アルミニウム――生活のあらゆる場面で利用されている

アルミニウムが大量に脳内や細胞内に入ると痴呆症状を起こすことがわかっており、神経毒性があるため、アルツハイマーの危険因子の可能性が指摘されています。

また、非行に走る少年たちの毛髪には、普通の子どもたちの毛髪に比べてアルミニウムの量が多いことが報告されています。原因としては、飲料水のアルミ缶や「ジャンクフード」[※]などに使われるアルミニウムレーキという着色料が考えられています。

本来、アルミニウム自体は自然界に多く存在していて、水や野菜、穀物、海産物、

※ジャンクフード
スナック菓子やインスタント食品、ファストフードなど、カロリーが高くて栄養価の乏しい食品を呼ぶ俗語。ジャンクは「くず」「くだらないもの」の意。とくに自然派志向の人や健康食品関連業者などがその弊害について問題提起を行っている。

家畜にも含まれています。腎臓の働きが正常であれば、大部分が排泄されるのでアルミニウム製の調理用具などの影響はさほど心配には及びません。

しかし、糖尿病などで腎臓の機能が低下すると、血中のアルミニウム濃度が上昇して体外に排出されず、脳内に侵入して痴呆症状をひきおこす恐れがあります。ほかの要因とあいまって、脳のなかに入ったアルミニウムが障害をひきおこすと考えられるのです。

また、酸性雨※などの影響で、土壌のアルミニウムが溶かされてイオン化し、野菜などの食べものから体内に入った場合、鉄欠乏性貧血になる可能性もあります。

練り歯磨き、胃潰瘍（かいよう）の薬（スクラルファート）、制酸剤、浄水剤、アルミホイル、ふくらし粉などにもアルミニウムが使われています。

そのほかの中毒症状としては、食欲不振、胃腸の炎症、肝臓機能障害、腎炎、皮膚炎、脳炎、子どもの甲状腺機能亢進や精神病、筋肉の硬化などがあります。

⑤鉛――水道管は数百万世帯にまで減っているけれど…

ヒポクラテスの時代以降、世界中でもっとも多い金属中毒が、鉛中毒だといわれています。

欧米では、子どもが少量の鉛で知能低下するという報告があり、住宅の塗料に含ま

※酸性雨

自動車の排出ガスや石油、石炭などの燃焼で生じる硫黄酸化物や窒素酸化物などが大気中で反応して生じる、pH値の低い雨のこと。世界各地で、酸性雨によると考えられる湖沼の酸性化や森林の衰退が報告され、国際的な問題となっている。

れる鉛が関係しているのではないかとみられています。

また、学校や家庭内で問題になっている多動児が近年とみに増加していますが、多動児の尿を調べたところ、正常児と比べて尿に含まれている鉛の量が2倍あったという調査報告があります。

日本では、汚染源のひとつとして、水道水に溶け出す鉛製の水道管が疑われています。ほかの材質に取り換えられていない古い鉛製の水道管が、国内にまだ数百万世帯以上残っているといわれています。

鉛は体内に蓄積されると、胎児や乳幼児の知識障害をひきおこす慢性毒性があり、WHOは、飲料水の水質指針の鉛濃度(1リットルあたりミリグラム)を0・01以下と定めています。日本では、2003年になってやっと水質基準が改定され、同レベルの基準値が定められました。かといって、ほかにも汚染源があるのでけっして安心はできません。

鉛は酸に溶けやすく、酸性雨を浴びて地下水を汚染する恐れがあります。そして、家電やパソコン、携帯電話などの一般的な電気製品に使われているため、家庭や工場の廃棄物も汚染源になっているのです。

それゆえ、EU(欧州連合)は、すでに電気・電子機器での鉛使用禁止を決め、米国や英国では日本より格段に厳しい排水規制を設けています。

そのほかの汚染源としては、農薬などが混入された工場の排水（水質汚染）、自動車の排出ガスや工場の排煙から放出される鉛化合物（大気汚染）など。身近なものとしては、一部のヘアダイ、ヘアカラー、缶詰、タバコの煙、交通量の多い道路脇で育った農産物などにも含まれています。

鉛は大気や食物、水などをとおして体内に入ると、骨などに蓄積され、血液や神経系を害します。鉛中毒になると、食欲不振、頭痛、めまい、興奮、高血圧、貧血、便秘、骨や筋肉の痛み、けいれん、脳血管障害、情緒不安定、うつ、全身の倦怠（けんたい）、急性腹症、腎炎、関節炎、生殖能力低下、子どもの甲状腺機能亢進、学習不能、運動失調症などの症状をひきおこします。

とくに鉛精錬や蓄電池工場などで働いている人たちが鉛中毒になる危険性が高く、鉛の管理がきちんとできていない会社などは要注意です。

⑥まだまだある有害ミネラル

以上が、とくにわたしたちが注意しなくてはならない有害ミネラルですが、参考までに、ここであげた5つ以外のミネラル名もあげておきます。

ベリリウム…………電子部品や原子炉材料などに使われている
アンチモン…………充電池に使われている

ニッケル……………タバコやマーガリンなどに含まれている
白金……………………ガンの治療薬などに使われている
銀……………………扁桃腺炎の塗布剤や消毒薬に使われている
タリウム……………殺虫剤などに使われている
すず……………………ハンダ、合金、メッキなどに使われている

これらの有害ミネラルも毒性が強いため、長期間体内に蓄積されると細胞レベルで悪影響を及ぼし、心身にさまざまな障害をもたらします。

有害ミネラルを排出する キレート療法とは？

医学的な有害ミネラルの排出法、つまり本書でいうデトックスとしては、「腸内洗浄」と「キレート療法」が効果的です。

具体的な方法やその効果については、第6章で詳しく述べますが、腸内洗浄法は、大腸内の毒素を排泄して腸内細菌のバランスをはかり、腸の蠕動(ぜんどう)運動を正常にするために行うものです。

一方、キレート療法とは、体内から有害ミネラルなどを取り除く方法です。キレートとは「かにのはさみ」を意味するもので、有害なミネラルと結合する手（はさみ）を2つ以上もっている化学物質であるキレート剤を用いるために、キレート療法、あるいはキレーション療法と呼ばれます。

キレート剤は、ＦＤＡ（米国食品医薬品局）によって、有害ミネラルを排出する作用があることが認められている、ＥＤＴＡ（エチレンジアミン4酢酸）が主成分。それを患者に投与することによって、尿とともに有害ミネラルが排泄され、その結果、血流が改善されて心臓発作や動脈硬化などの予防にもつながります。

わかりやすくいうと、複数のかにのはさみによって、特定の有害ミネラルをからだの外につまみ出すということです。

ＥＤＴＡは、日本では血液の抗凝固剤として知られていますが、米国では水銀中毒性の自閉症治療や心臓疾患の治療に、このＥＤＴＡを用いたキレート療法を施すのが一般的です。

コラム・毒消しライフ

腸内物の腐敗を防ぐアルカリイオン水

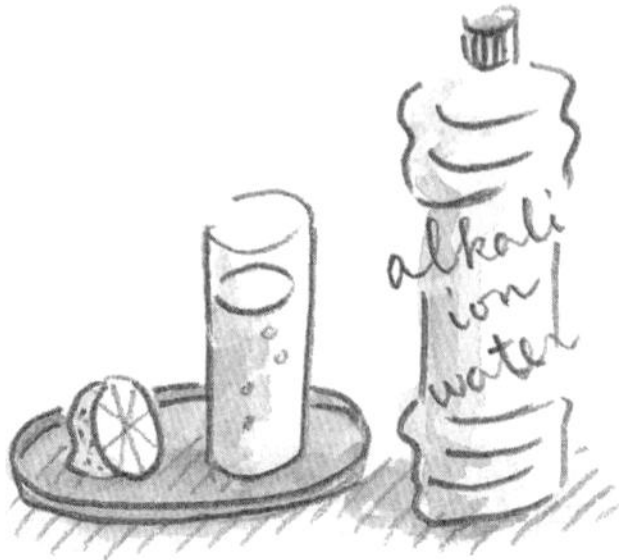

これまで民間の調査機関によって、複数の県の水道水から環境ホルモンが検出されているにもかかわらず、水質基準に含まれていない環境ホルモンは、まったくの野放し状態。ですから、自衛策を講じるしかないのが現状です。

水道水の浄化のためには、各種の整水器の性能を十分比較して選ぶことが大切ですが、健康面からみておすすめなのは、アルカリイオン（還元）水。

これまでの調査・研究によって、アルカリイオン水には次のような効果が確認されています。

①活性酸素量を減少させる。
②胃潰瘍などの胃粘膜障害を抑制する。
③腸内発酵をコントロールする。
④カルシウムの吸収効果を高める。
⑤脂肪の蓄積および血中コレステロールを抑える。

つまり、慢性下痢、便秘、消化不良、胃酸過多などに有効で、骨粗鬆症や高血圧などを予防するためにも効果が期待できるというわけです。

また、近年では水酸化カルシウムのほかに、電気分解により生成したアルカリイオン水中に存在する水素（H_2）の還元活性も着目されています。還元水は食べもの本来の味を引き出し、栄養やミネラルの吸収をよくします。

水の還元力を高めるセラミックなども市販されていますので、毎日良質の水を飲んで、からだの酸化を防ぎましょう！

第3章

〝体内毒素〟をどんどん減らせる食生活の工夫

第一歩は安全な食材選び

前章までは深刻な話が続き、少し悲観的になられた人もいらっしゃるかと思います。

そこで、本章以降は、具体的な毒消し&毒出し方法についてお伝えしていきます。

いいかえれば、毒に負けないからだをつくるための生活習慣です。

有害物質の多くは食べものから体内に入りますから、食生活が毒消しの基本となります。体内毒を減らすための食生活のポイントとして以下の3つがあります。

食生活のポイント

①できるだけ安心・安全な食材を選んで、自分で調理する。
②食材の下ごしらえやつけ合わせによって毒消しをする。
③伝統的な日本食を基本として、バラエティに富んだ献立を心がける。

では、日頃からどんな食生活をすればよいのでしょうか。

まずはじめに、毎日の食材に注意を払うこと。できるだけ無農薬（減農薬）・無添加・天然ものなど安全な食材を選びたいものです。

穀物や野菜、果物は、「有機」マークなどがついた無農薬か減農薬、有機栽培のものや旬のものを。魚介類は養殖ものよりも天然ものを選ぶようにするほか、都市沿岸の海からとれたものは避けたほうが無難でしょう。

調味料や加工食品も、原材料が有機栽培であるか添加物が少ないもの、遺伝子組み換え素材を使っていないものを。

あまり神経質になるとストレスになってしまうこともありますが、最近はオーガニック食品※や自然食品を扱う店が増えています。また、共同購入や宅配、インターネットを利用するなどして、できる範囲で購入するとよいでしょう。

生産者の顔がみえる、安心・安全な食べものを購入することは、自分の身を守るためだけではなく、良心的な生産者を支え、ひいては環境保護にもつながります。

「つい忙しさにかまけて、できあいの惣菜や加工食品に頼ってしまう」という人も多いと思います。しかし、毎日どんなものをどのように食べているかはとてもだいじなことです。合成保存料や着色料が含まれていない食品なども多く販売されるようになりましたので、できるだけ自分で調理するようにしたいものです。

また、女性の就業率が高くなっているいま、できあいのものであっても、なるべく自然の食材を生かした惣菜を選ぶように心がけましょう。

こころがこもったおいしい食品を多品目食べることによって、単にバランスのとれ

※オーガニック食品

有機農産物・畜産物およびそれらを原料とする食料品。1999年、改正JAS法で定められた「有機」(JASマーク)を表示できる農産物は、農薬と化学肥料を3年以上使用していない農地で栽培され、第三者機関の認証を受けた農産物のみ。

た栄養のみならず、色素や辛み、渋みなどの非栄養素の有効成分や抗酸化成分をとることができます。そして、楽しく食べることによって、同時にこころも満たされていきます。

体内毒素を排泄する意味からも、できるだけ安全な食べものを選び、自分で楽しみながら調理して、ゆっくりと味わうことを心がけてください。

よくかむことで〝毒〟は半減する

体内に入った有害物質は、おもに腸管や肝臓などの働きによって解毒されます。

肝臓は、有害な物質を酸化・還元、抱合(ほうごう)（ほかの物質に包み込むこと）し、水に溶けやすい形に変えて、尿や胆汁のなかに組み込んで、体外に排出させる働きをしています。

また、血液中の有害物質（ウイルス、毒素、食品添加物など）や腫瘍(しゅよう)細胞、死滅した赤血球などを捕まえて消化する働き（貪食(どんしょく)作用）もあります。

そして、近年の研究により、有害物質からからだを守るための最大の免疫組織が腸管であることが知られるようになってきました。腸管免疫は、からだじゅうの粘膜の免疫に直接影響を及ぼして、細菌やウイルス、毒素などを取り除いてくれているのです。

このように、腸管免疫が全身の免疫系をコントロールしていることがわかってから、腸内環境をととのえることの重要度がますます高まってきたわけです。

さて、粘膜の免疫以外にも、わたしたちのからだのなかで毒素を分解する働きをするものがあります。それは、あまり注目されていない唾液（だえき）です。

唾液は、自然に出ている無刺激唾液と、食べものなどの刺激によって出てくる刺激唾液の2種類があります。そのうち、からだによりよい効果をもたらしてくれるのが、たとえば梅干しを見るだけで出てくる刺激唾液です。

刺激唾液には、消化酵素以外にもたくさんの酵素やビタミン、ミネラルなどが含まれていますが、そのなかには、細菌を殺したり、ウイルスに反応する種々の免疫抗体や、活性酸素を除去する作用がある酵素が含まれています。

このように、唾液にはすばらしい毒消し作用がありますから、よくかんで食べることが重要です。食べものを口に入れたら、少なくとも30回はかむことを習慣づけるとよいでしょう。

また、ゆっくり落ち着いてかむことによって、唾液の分泌量がふえて、毒消し効果が高まります。

ホルモンの分泌が活発になり、脳の神経も活性化しますので、記憶力の向上、痴呆症や糖尿病の予防、ストレスの発散などにもつながります。

さらに、胚芽などに含まれる大切な栄養素なども十分に消化・吸収されますし、酵素の働きによって発ガン物質の作用を抑えることもできるのです。

愛情がこもった手料理は、「よだれが出るほどおいしそうに見える」というほど、わたしたちには、唾液という毒消し機能がちゃんと備わっているのですから、それを存分に発揮したいものです。

とくに最近の子どもは、戦前・戦中の世代に比べて咀嚼（そしゃく）回数が半減しているといわれます。有害物質の危険性も高まっているだけに、幼い頃からよくかむ習慣を身につけておくことが大切です。

いくら安全な食品を……といっても、どこまで安全が保障されているか不明な点もあり、まだまだ手軽に入手しにくいのが現状です。まずは、口のなかで食べものを十分除毒するようにしましょう。

食材の下ごしらえやつけ合わせ、組み合わせの工夫で〝毒〟を減らす

体内毒を減らす第2のポイントである、下ごしらえやつけ合わせ、あるいは食材の組み合わせによる毒消し法について述べてみたいと思います。

とはいっても、わたしは料理の専門家ではありませんので、調理法については、活性酸素を除去するという観点から、何人かの専門家の資料を参考にさせていただきました。

なかでも、この分野の第一人者である増尾清氏[※]の著作物にはさまざまな事例やレシピが紹介されていますので、たいへん参考になります。増尾氏は、東京都消費者センター試験研究室室長を経て、現在、消費者問題研究家として活躍されており、著書も多数出版されています。

ここでは、そのほかの資料も参考にしながら、毒消し調理法のポイントとして、下ごしらえやつけ合わせ、また食材の組み合わせによって日常生活で簡単にできる毒消しをまとめて記しておきたいと思います。

※増尾 清
1925年、東京都生まれ。東京農業大学専門部農芸化学科卒業。食品問題や食の安全研究の専門家。著書『農薬・添加物はわが家で落とせた』『買う前にわかる危ない食べ物』など多数。

下ごしらえの除毒法

スーパーなどで買った食材を手軽に除毒する方法です。水洗いや湯通しするだけで、かなりの有害物質を取り除くことができますので、ぜひお役立てください。

◆葉もの野菜の残留農薬などを取り除く

1　流水で表面の農薬を洗い落とし、根を切る
2　2～3センチ幅に切る
3　1分ぐらいゆでて、ざるに上げ、かたくしぼる
4　外側の葉を捨てる（キャベツ、白菜、レタスなど）

◆その他の野菜の残留農薬などを取り除く

1　流水でサッと洗う（アスパラガス、枝豆、きゅうりなど）
2　皮をむいて流水で洗う（じゃがいも、大根、にんじんなど）
3　流水で1分ほど洗ってから煮て、煮汁は捨てる（かぼちゃなど）

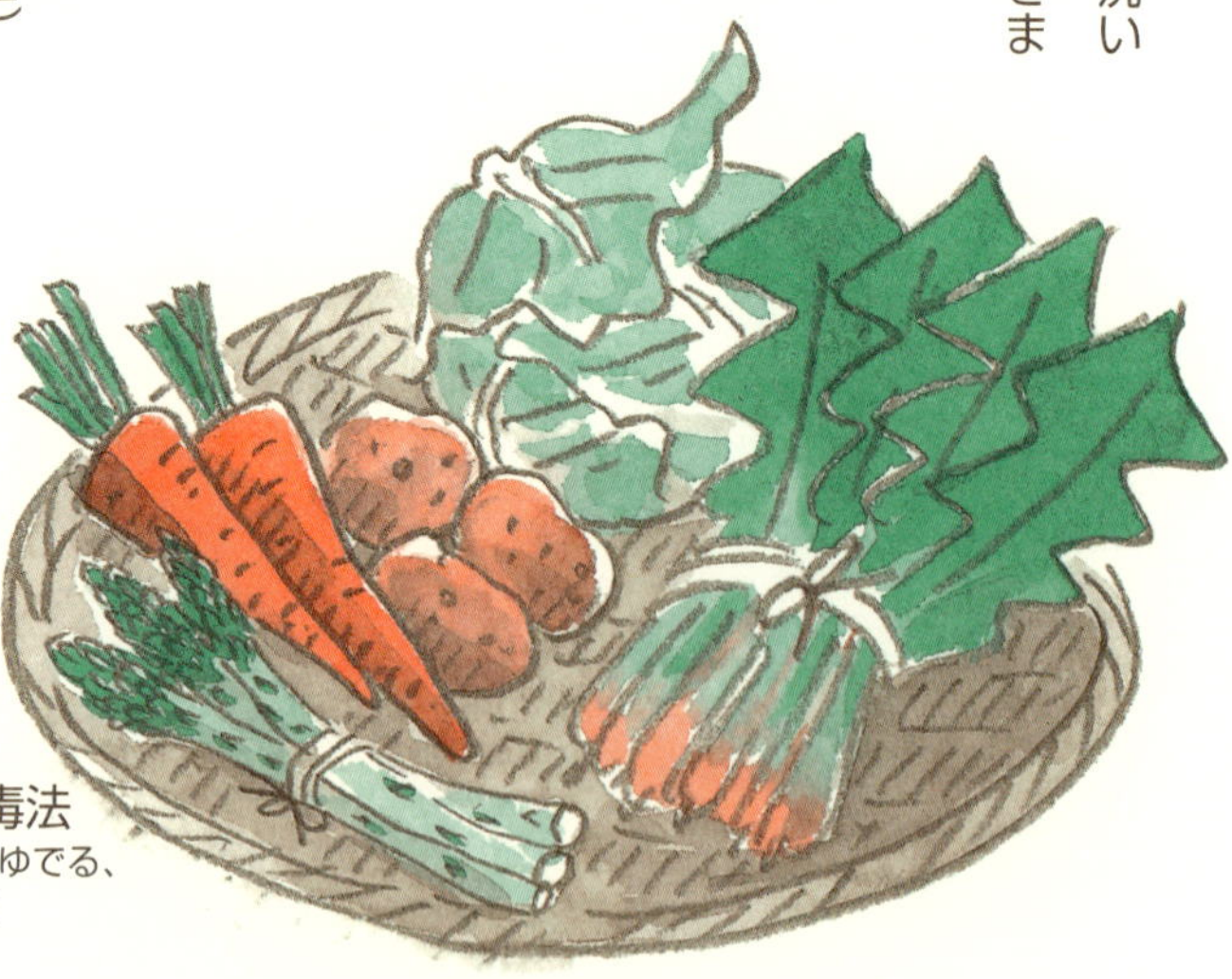

野菜の除毒法
流水で洗う、ゆでる、皮をむくなど

◆魚介類のダイオキシン・有機水銀などを取り除く

1　頭を落とす
2　エラを引き出す
3　ワタを引き出す
4　煮魚にするときは切れ目を入れて熱湯をかける
5　50パーセント程度に薄めた酢で洗う
6　水煮や湯煮、湯通しをして脂をとる
7　養殖魚を刺し身で食べるときは、水で50パーセントに薄めた酢で洗うか、二杯酢につける
8　貝を調理するときは、一晩砂抜きをして、貝殻をこすり合わせるようにして、殻の外の汚れを流水で洗い落とす

◆肉類に含まれる抗菌性物質・ホルモン剤・ダイオキシンなどを取り除く

1　調理の前に脂身や皮を除く

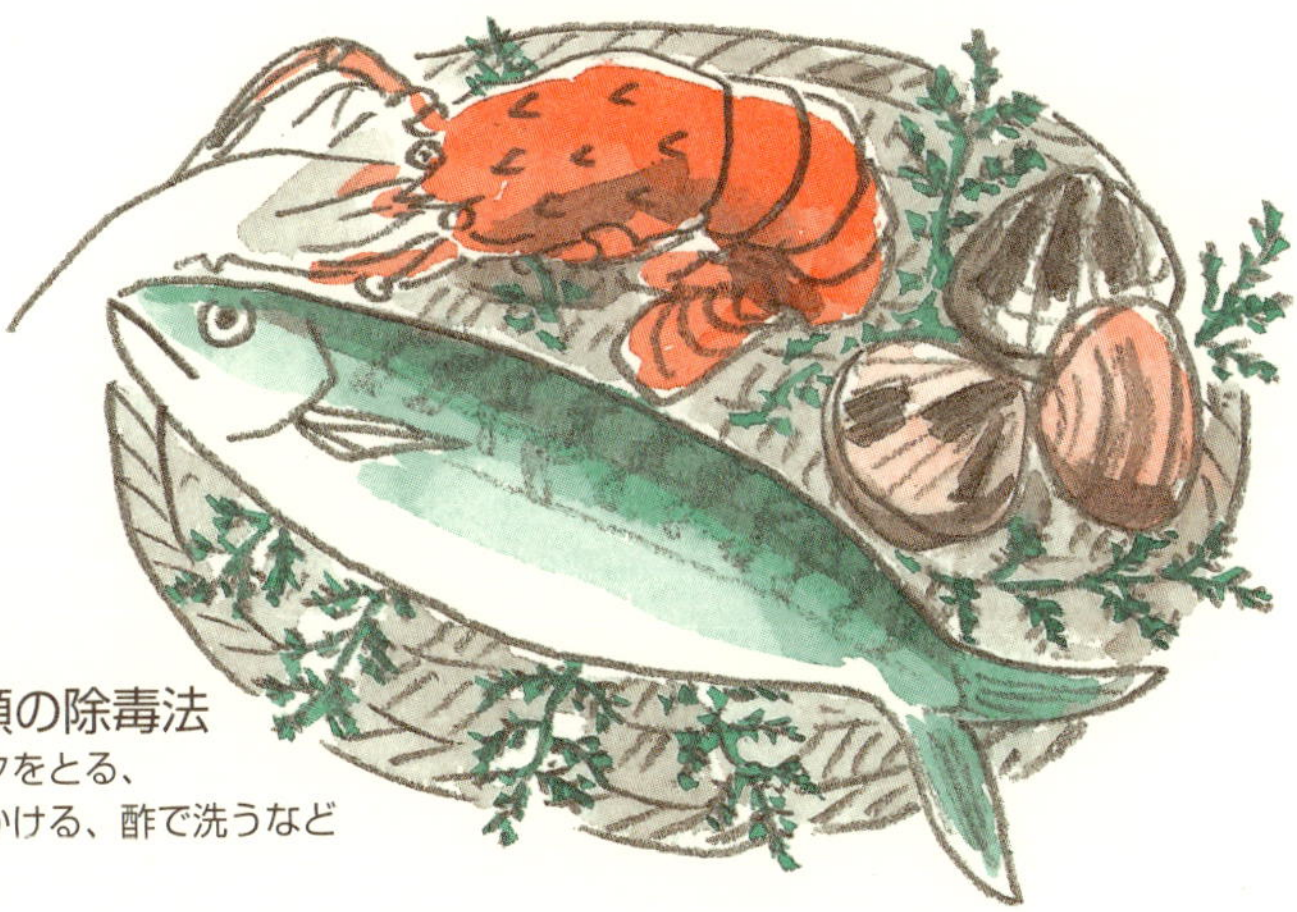

魚介類の除毒法
頭やワタをとる、
熱湯をかける、酢で洗うなど

2　薄切り肉は広げて湯通ししてから調理する
3　鍋ものではアクをていねいに取る
4　下味をつけるときは、つけたタレなどを捨て、新たに作ったつけ汁につける
5　みそ漬けなどはみそをよく落とす

◆果物の残留農薬などを取り除く

1　皮をむく
2　バナナは軸から1センチほどの部分を切り取る

◆米の残留農薬などを取り除く

1　といだあと、夏場なら30分程度、冬場は1時間程度水につける。炊くときに水を捨て、新しい水を加えて炊く

◆加工食品の食品添加物を取り除く

1　ゆでる（ウインナーソーセージ、ラーメンなど）
2　湯通しする（ハム、しらす干し、魚肉練り製品など）

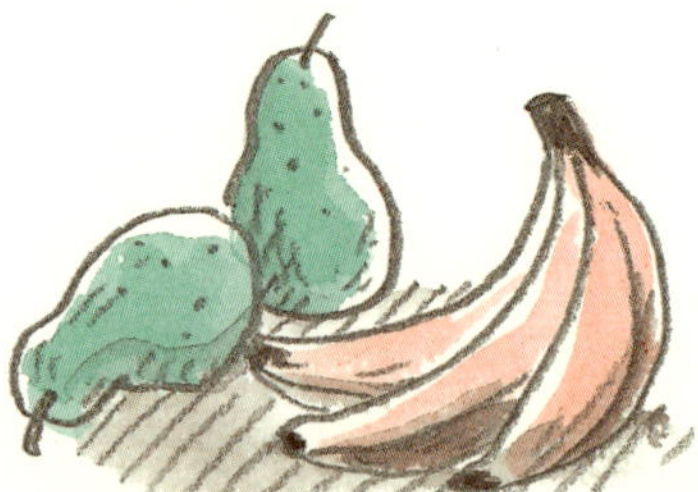

果物の除毒
皮をむく

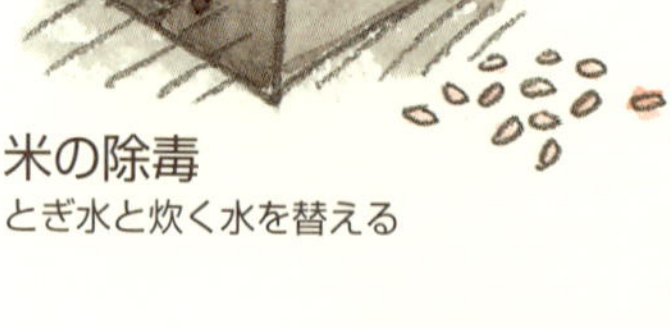

米の除毒
とぎ水と炊く水を替える

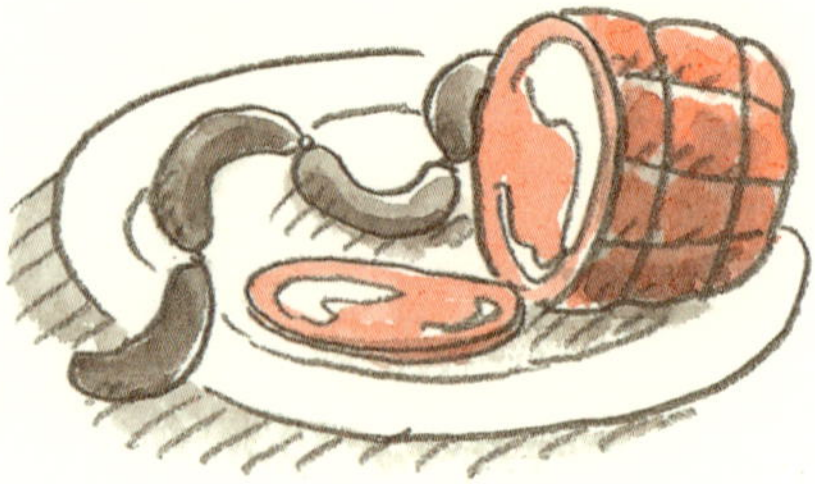

加工食品の除毒
ゆでる、加熱するなど

3 熱湯でゆでる（油あげ、かまぼこなど）
4 加熱する（食パン、冷凍食品など）

つけ合わせの〝毒消し〟効果

昔から経験的に行われてきた、よくある食べもののつけ合わせ。近年、それらの科学的根拠が明らかになってきました。毒消しの観点からみても「おばあちゃんの知恵」は、効果満点です！

◆刺し身のツマとわさび

刺し身のツマとしてよく使われる青じそには、ペリルアルデヒドのほか、リモネン、ピネンといった香り成分が含まれています。この香り成分に殺菌・防腐作用があります。

また、刺し身に添えられるわさびに、殺菌作用があることはよく知られています。その秘密は、シニグリンという辛み成分。この辛み成分に、各種の病原菌や消化器系の寄生虫を死滅させるパワーがあるのです。

ほかにもでんぷんを分解して消化をうながす作用や、胃液の分

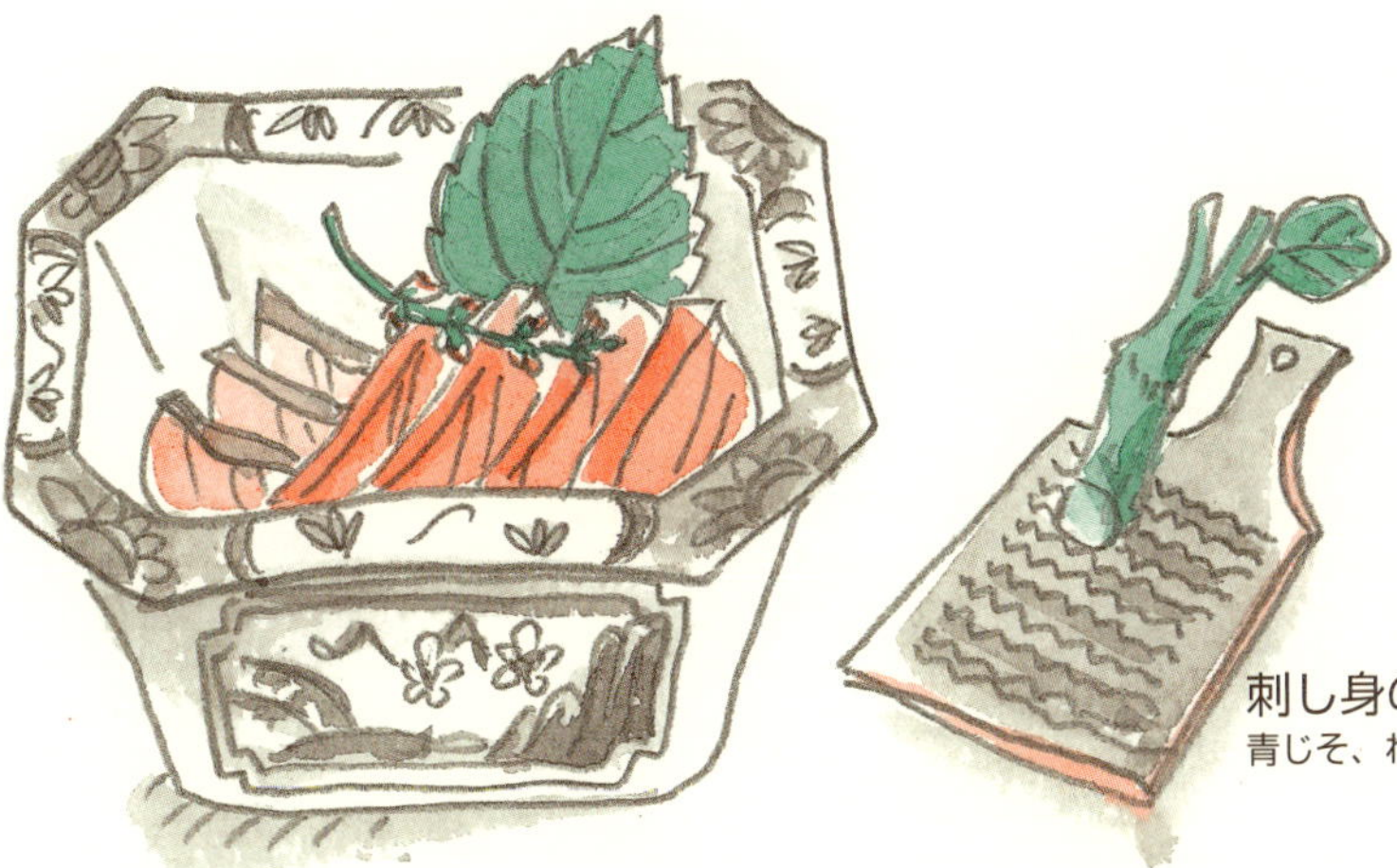

刺し身の毒消し
青じそ、わさびなど

泌をうながす作用があります。また、魚介類に含まれている有害物質などを除毒する働きもあるので、わさびは薬味として刺し身やすしに欠かせません。

◆天ぷらに大根おろし

天ぷらの油脂分は、意外に胃にもたれるもの。そこで、その油脂の消化・吸収をよくするために活躍するのが大根の成分です。

また、天ぷらのほかに魚の干物の毒消しにも大根が効果的。魚の干物を作るときに発生する、硝酸塩や二級アミンなどの発ガン性物質に変わる物質を、大根に含まれているリグニンという植物繊維や消化酵素のジアスターゼが中和してくれるのです。

◆焼き魚に紅葉（もみじ）おろし

焼き魚や焼き肉に、つけ合わせとして野菜が添えられるのは、焼け焦げの発ガン性物質（ジメチルニトロソアミン）を抑える働きがあるからです。大根、にんじん、なす、ブロッコリー、ごぼう、キャベツ、きゅうり、ピーマン、アスパラガス、トマトなど

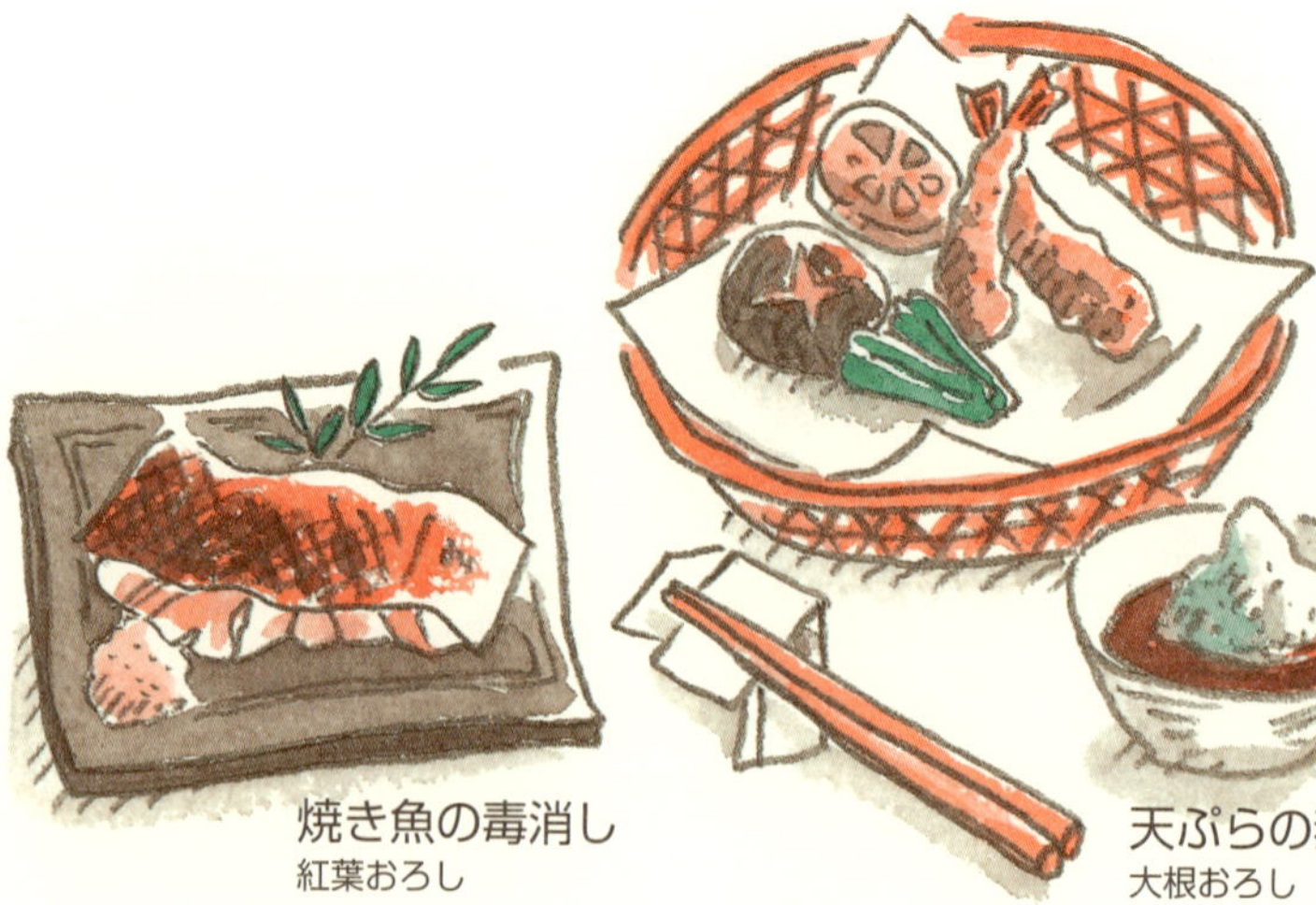

焼き魚の毒消し
紅葉おろし

天ぷらの毒消し
大根おろし

がジメチルニトロソアミンを抑制してくれます。大根とにんじんをすりおろした紅葉おろしは、大根のビタミンCを破壊する酵素を含んでいます。酢やレモン汁などを加えることで、ビタミンC破壊酵素の働きを抑えることができます。

◆煮魚にしょうが

日本最古の医学書『医心方』にも記されているしょうがは、昔から、「痰（たん）が切れ、気を下げ、風邪を治す」といわれています。

そのわけは、活性酸素からからだを守ってくれる抗酸化物質がたくさん含まれているから。「デザイナーフーズプログラム」（1990年に米国国立ガン研究所が発表したガン予防に効果のある食品リスト）でも、しょうがは最上ランクに位置します。しょうがの抗酸化性成分が、魚の有効成分であるEPA（エイコサペンタエン酸）やDHA（ドコサヘキサエン酸）の酸化を抑え、体内への吸収を高めてくれます。

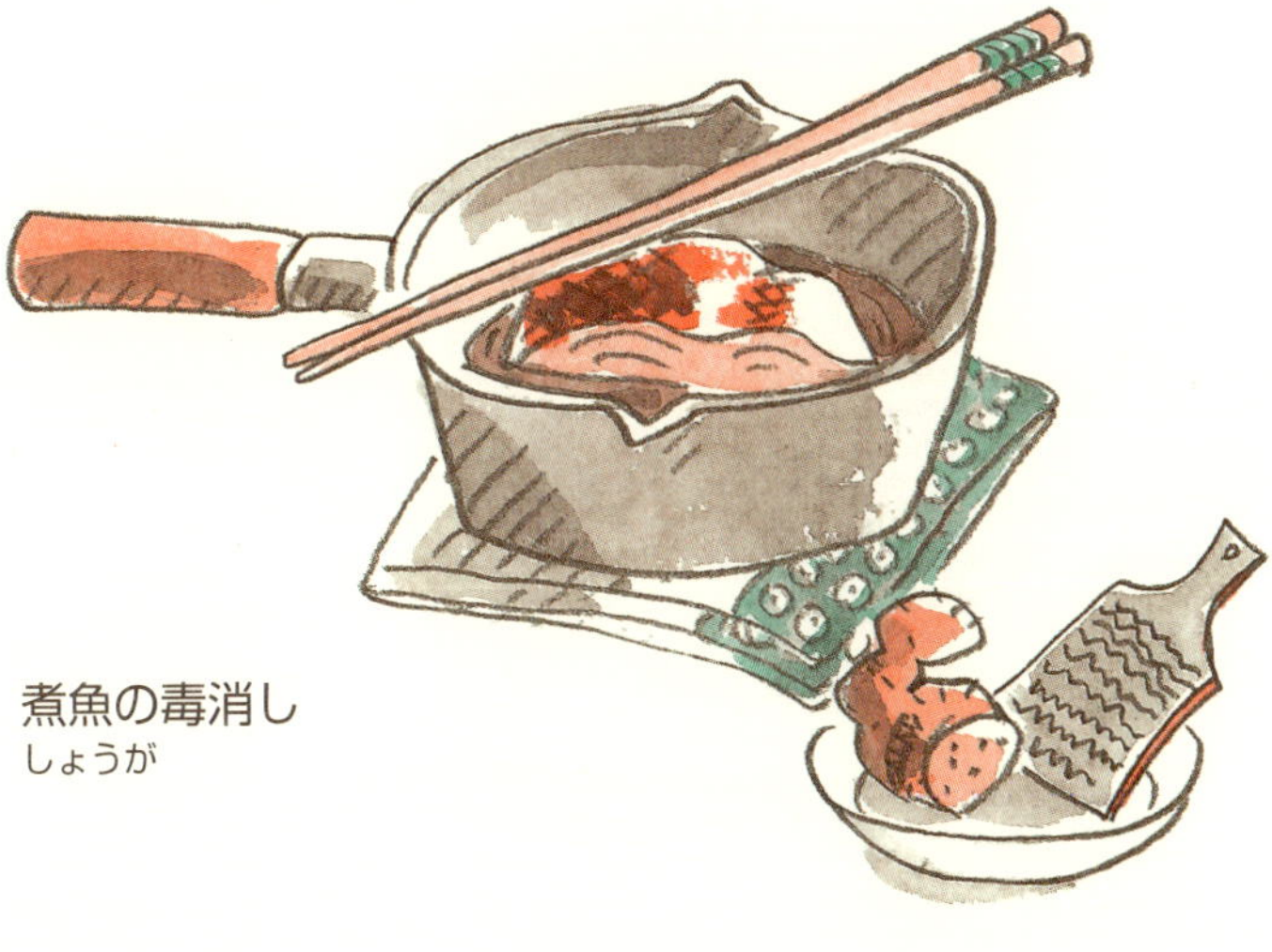

煮魚の毒消し
しょうが

◆ほうれんそうのおひたしに花がつお

カロテン、ビタミンB_6、Cのほか、鉄などを豊富に含み、栄養価の高い緑黄色野菜であるほうれんそう。貧血に効果があり、食物繊維も多いので、便秘がちの人にもおすすめの野菜ですが、アク（シュウ酸）が強いのが難点。

一方、かつお節には、解毒効果のあるアミノ酸類とうまみ成分であるイノシン酸が多く含まれているので、ほうれんそうの毒出しとうまみ出しに効果を発揮してくれます。

食材の組み合わせで除毒調理

食材を組み合わせることによって、それぞれの有効成分を効果的に体内に吸収し、反対に有害なものを抑制する、一般的な組み合わせ料理をいくつかご紹介いたしましょう。

◆里いものけんちん汁

里いものヌルヌルは、ガラクタンやムチンなどの炭水化物とたんぱく質の結合した粘性物質。このガラクタンには脳細胞を活発

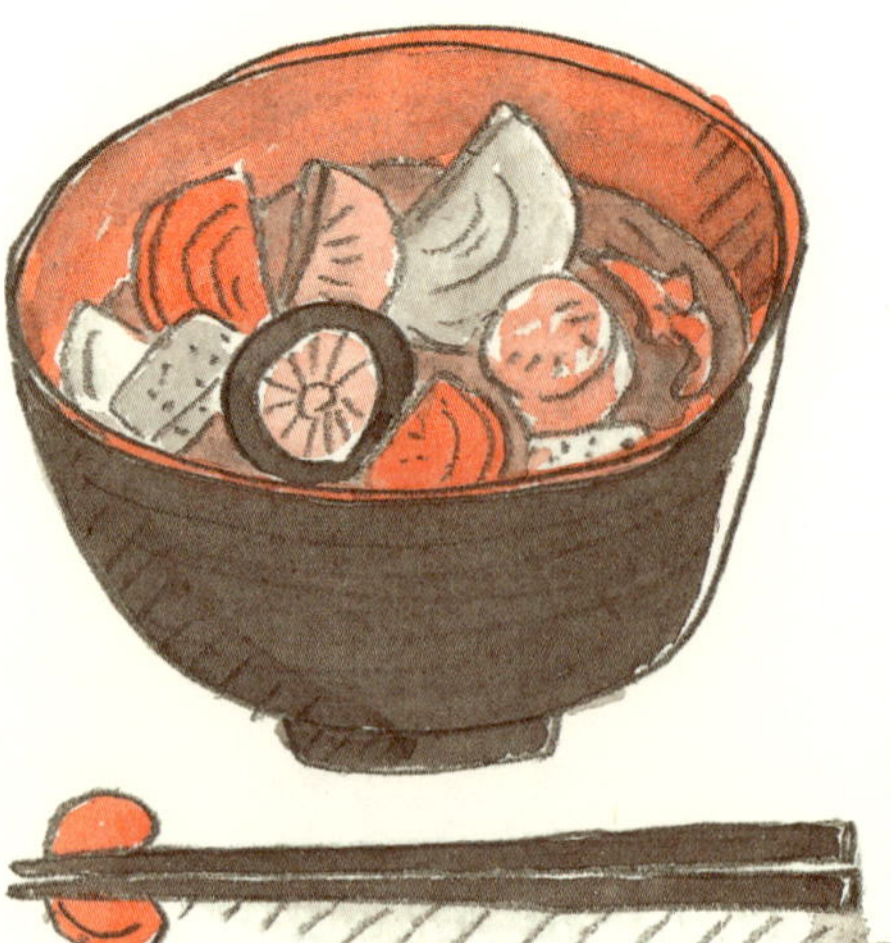

里いものけんちん汁
（ごぼう、こんにゃく、にんじんなど）

化し、免疫力を高め、ガン細胞の増殖を防ぐ働きがあります。また、唾液の分泌をうながして消化を助けます。

ごぼうやこんにゃく、にんじんなどといっしょに調理するけんちん汁にすると、より効果が高まります。

◆こんにゃくとごぼうの煮物

日本人の食生活が欧米化し、肉食中心になってきたことから大腸ガンがふえるようになりました。大腸ガンを予防するには、脂肪をとりすぎず、食物繊維と水分を多くとって便秘にならないこと。こんにゃくとごぼうはともに食物繊維が豊富で、コレステロールの吸収を抑える働きがあります。

◆栗の渋皮煮

栗の渋皮に含まれるタンニンには、強い抗酸化作用があり、抗ガン物質として注目を浴びています。抗ガン作用を期待するなら、渋皮煮がベスト。また、焼き栗にして、しめじやまいたけなどと合わせても効果的。

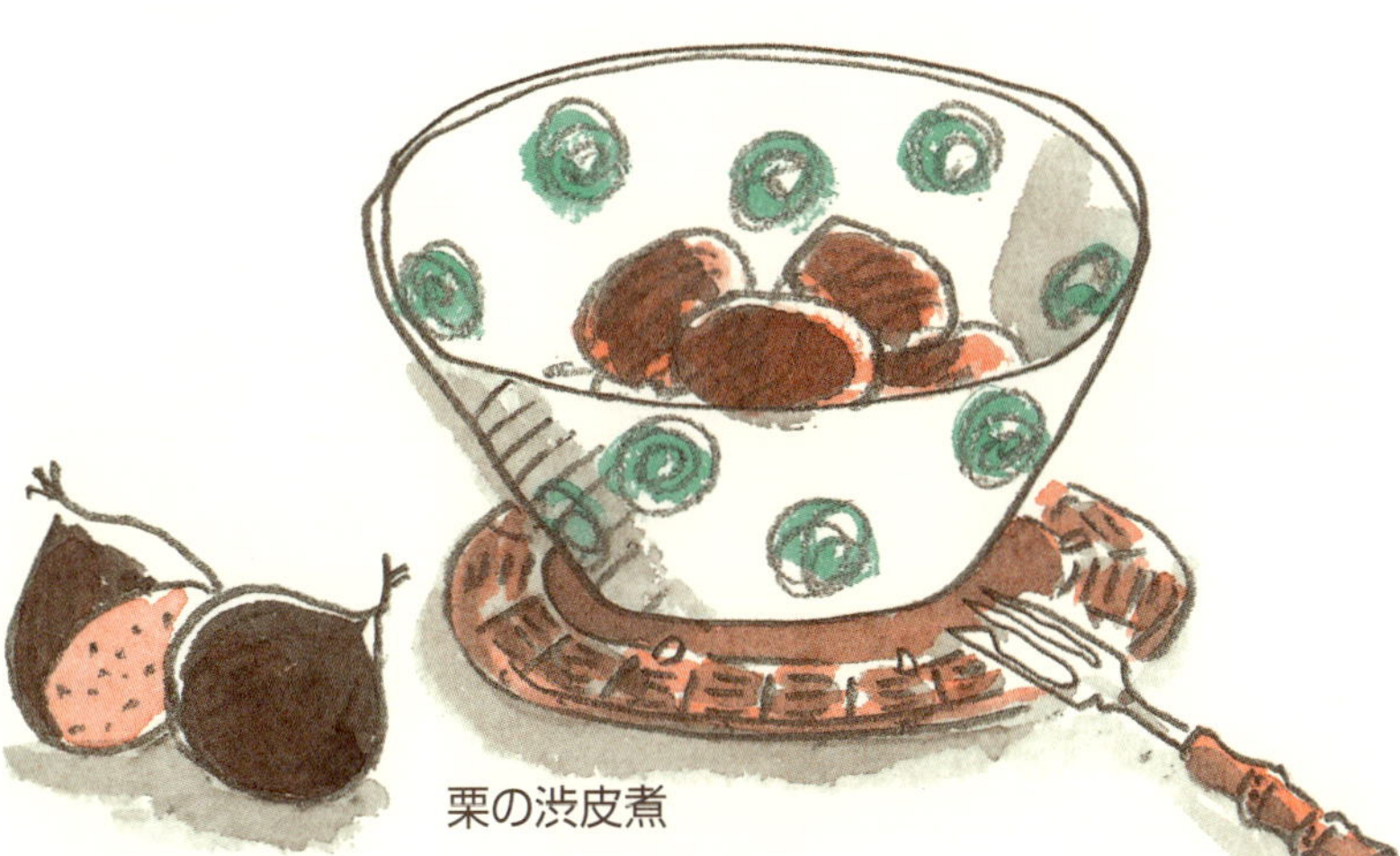

栗の渋皮煮

●材料

栗（皮つき）：500グラム（できるだけ新鮮なものを）
砂糖または三温糖：100〜200グラム
酒：大さじ1（ブランデーがおすすめ）
重曹：大さじ1

●作り方

1 渋皮に傷をつけないように注意しながら鬼皮をむく。

2 鍋に水1リットルと栗を入れ（栗がひたる程度）、煮立ったら重曹を入れて火を止め、冷めるまでおく。煮汁が濃い赤茶色になる。

3 栗を流水にさらしてアクや綿状の皮をていねいに洗い流す。

4 鍋にたっぷりの水と栗を入れ、煮立ったら湯を捨てる。渋皮の渋みがぬけるまで、これを2〜3回繰り返す。

5 鍋に水2カップと砂糖の半量を入れる。落としぶたをして煮立て、弱火で10分程度煮て火を止め、一晩おく。

6 5を弱火で煮て温め、残りの砂糖を加える。10分程度煮て火を止め、冷めるまでおく。その後、酒を加える。

栗の渋皮煮の作り方

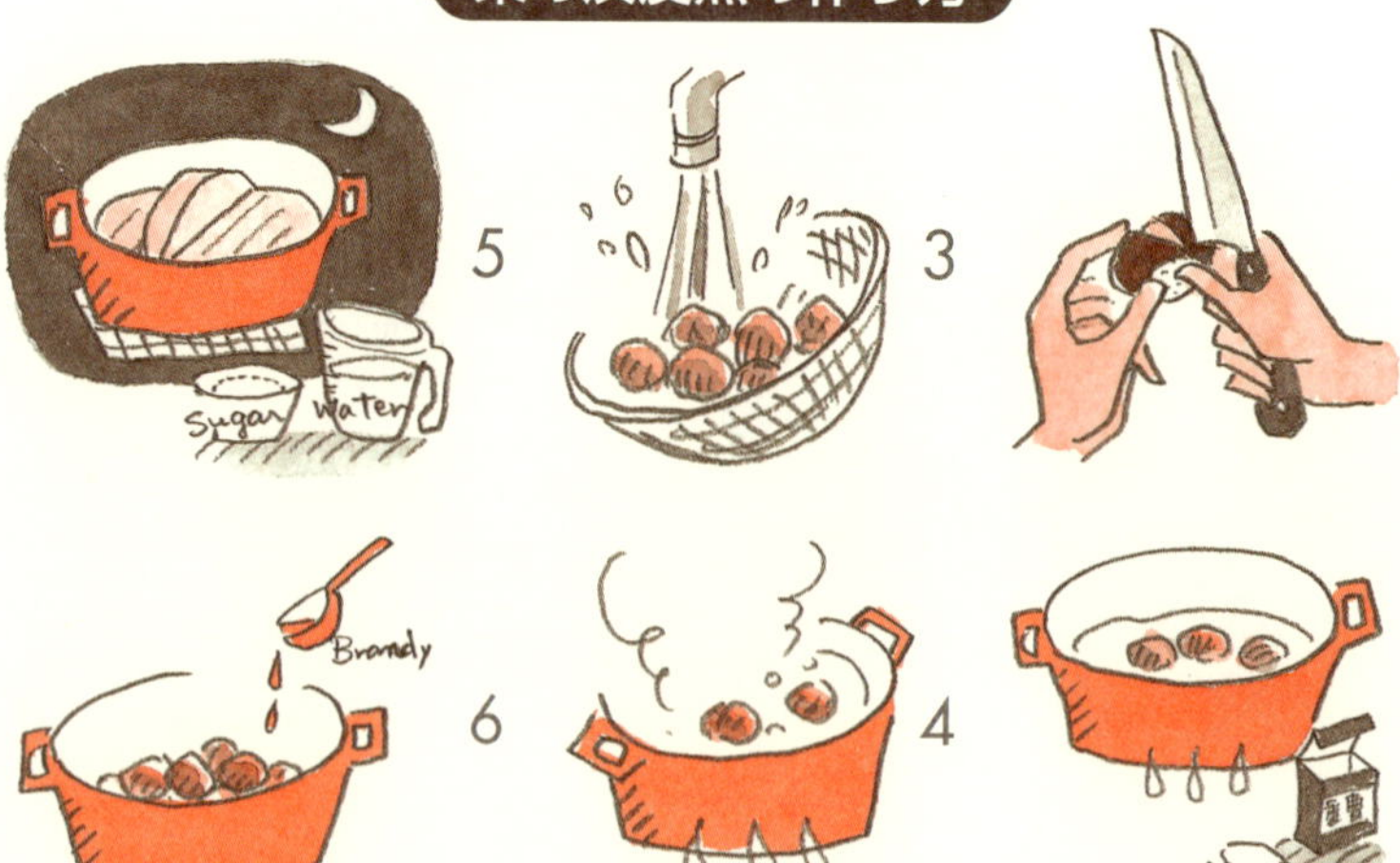

◆しいたけと焼き肉

しいたけはコレステロールの上昇を抑えるので、焼き肉に添えると効果的です。また、しいたけにはβ(ベータ)-グルカンが含まれていて、マクロファージ（老廃細胞、細菌、異物などを取り込んで殺菌する細胞）をどんどん強くして、ガン細胞を食べる働きをうながす作用もあります。

◆トマトとさやいんげんのスープ

トマトの赤い色素はリコピンと呼ばれるもので、β-カロテンの2倍の抗酸化力をもっています。さやいんげんをあわせて入れれば、さやの部分に食物繊維が豊富なため、大腸ガンの予防にもなります。

◆グリンピースのヨーグルトサラダ

グリンピースは、ビタミンA、B_1、B_2、Cが多く、からだの免疫力を高め、発ガンを抑制する作用があります。また、ヨーグルトは、腸内で善玉菌をふやし、大腸ガン予防に効果があります。

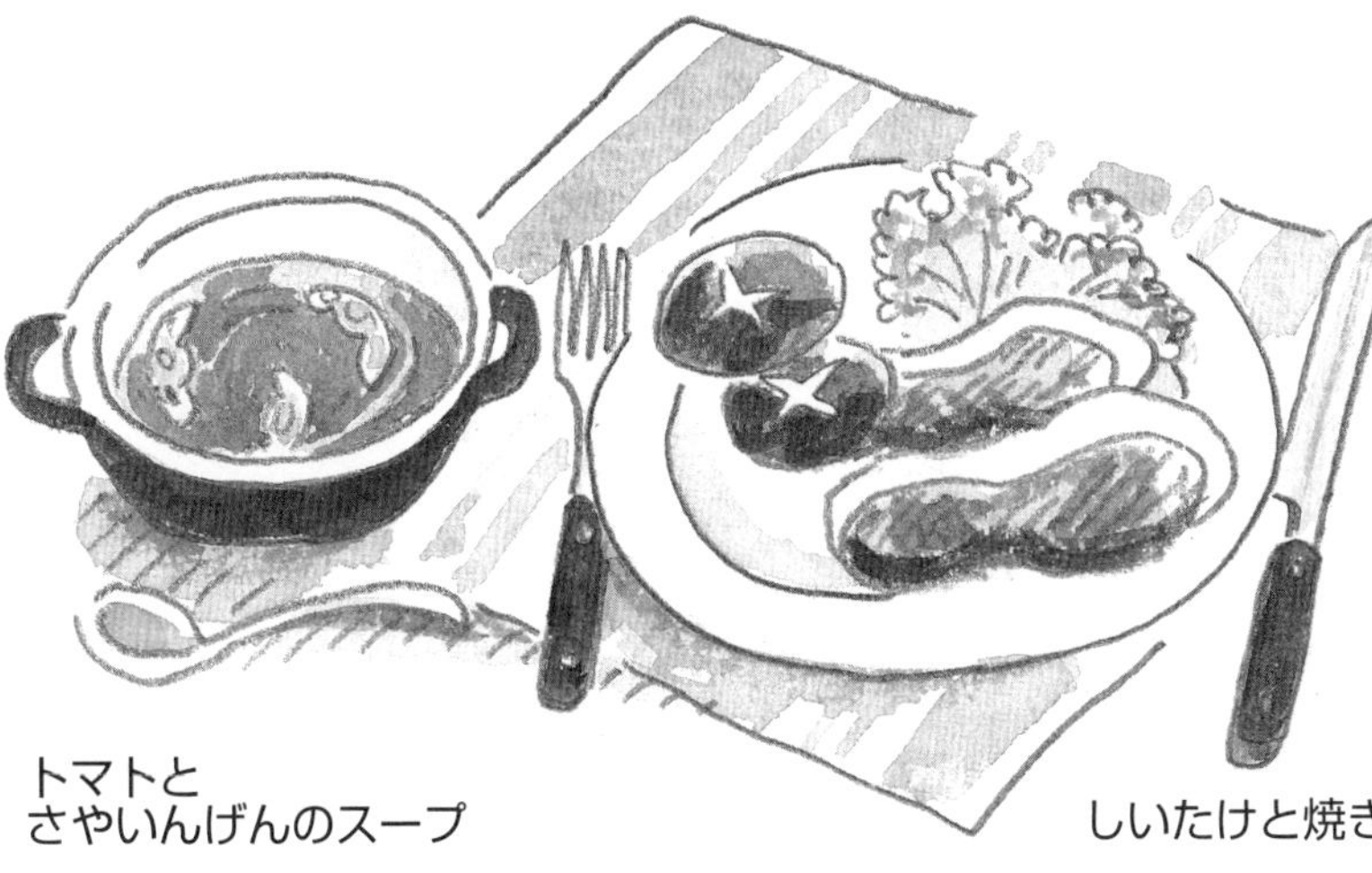

トマトと
さやいんげんのスープ

しいたけと焼き肉

●材料（2人分）

さやつきのグリンピース：200グラム（缶詰のグリンピースなら100グラム）

プレーンヨーグルト：大さじ1

フレンチドレッシング：大さじ2

砂糖：少々

パプリカ：少々

●作り方

1　グリンピースはさやから出して、塩をふって2〜3分おく。

2　鍋にたっぷりの湯を沸かし、グリンピースを入れて軽くゆでる。やや硬めにゆであがったら、ざるにあげて冷ます。

3　ボウルに、プレーンヨーグルト、フレンチドレッシング、砂糖を入れて混ぜ合わせ、ヨーグルトドレッシングを作る。

4　器にグリンピースを盛りつけてドレッシングをまわしかけ、パプリカをふりかける。

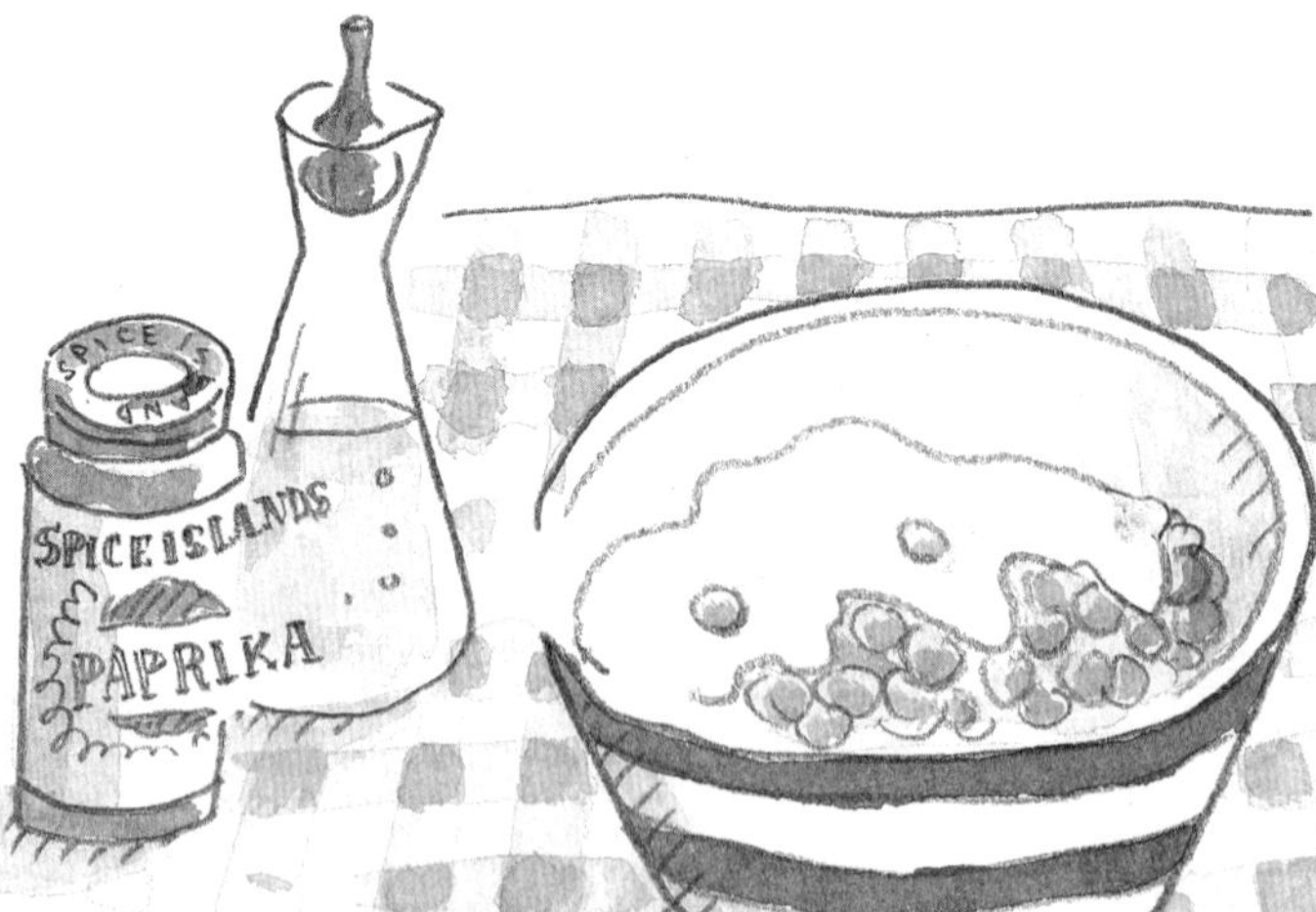

グリンピースのヨーグルトサラダ

欧米での日本食ブームには科学的な根拠がある

さて、毒消しの観点からすると、ふだんはどんなものを食べればよいのでしょうか。

それは、けっして特別なものではなく、長いあいだ日本人が慣れ親しんできた伝統的な食事が理想なのです。

伝統的な日本人の食生活は、穀物を主食にし、魚介類、豆類、野菜類、海藻類を副食として十分にとり、肉や卵、乳製品などはほどほどに摂取するのが特徴です。

みなさんは、近年、欧米で日本食がブームになっている背景に、科学的な根拠があることをご存じでしょうか？

それは、1977年にさかのぼります。当時、米国の上院栄養問題特別委員会において、「これまでのわたしたちの食事は間違いだった。ガン、心臓病、糖尿病を減らすためにも、動物性脂肪と砂糖を大幅に減らし、もっと穀物と野菜をとるべきである」という主旨の、いわゆる「マクガバンレポート[※]」が提出されたことに端を発します。

マクガバンレポートは、米国の専門家たちが、2年間にわたり各国の食生活や栄養状態を調査したもの。

※マクガバンレポート

1977年当時、副大統領候補だったジョージ・マクガバン氏を委員長とする調査委員会の報告書。世界の医学・栄養学者を動員し、数千万ドルの国費を投入して行われた調査報告は、各方面に多大な影響を及ぼした。

「生活習慣病の多発は、現代の間違った食生活が原因である」と結論づけ、結果的に日本食が、肉を中心とした欧米人の食習慣に比べて、きわめて健康維持にかなっているということを証明したのです。

実際、玄米や海藻類などに含まれる繊維質には、ダイオキシンなどの毒素を排泄する作用があり、大豆や野菜に含まれるビタミンA、C、Eには発ガン性を抑える働きがあります。

また、最近になって、にんにく、しそ、玉ねぎ、しょうが、キャベツなどの淡色野菜にも白血球を増やす作用のあることがわかっています。さらに、梅干し、酢、黒豆、そば、にんにく、青身の魚などを食べていると、血液がサラサラになる効果があることなども明らかになっています。

そして、日本の食卓に欠かせない梅干しや緑茶がからだにいい理由についても、広く一般に知られるようになりました。

梅干しの酸っぱみであるクエン酸は、かんきつ類の果物にも豊富ですが、殺菌力では梅干しが一番。また、クエン酸やリンゴ酸には、疲労の原因となる乳酸の生成を抑える働きもあり、疲労回復、食欲増進にも役立ちます。

お茶は、渋み成分であるカテキン（別名タンニン）が豊富です。カテキンは血液をサラサラにすると話題を呼んでいるポリフェノールの一種。生理作用としては、抗酸化作用、抗菌作用、腸内細菌の改善、コレステロール上昇抑制作用、抗腫瘍作用、抗アレルギー作用、紫外線吸収作用などがあります。

穀物菜食や海藻類に加えて、日本食に欠かせないのが、みそやしょうゆ、漬けものなどの発酵食品。これらは、ご存じのように、腸内細菌のバランスをととのえてくれます。

このように、本来日本人は、多様な食品を少しずつ組み合わせて食べることで、からだにとって有害な物質を自然に排泄してきたのだと思います。

だとしたら、わたしたちは、昔からいい伝えられている、日本食のエッセンスである「まごわやさしい」の効果を、あらためて見直してみる必要があるのではないでしょうか。

まごわやさしい

ま

まめ類：大豆に含まれるイソフラボンは、フラボノイドの一種で、最近、女性ホルモンと似た働きをすることが明らかになりました。更年期障害、動脈硬化、骨粗鬆症（こつそしょうしょう）などの予防に期待が集まっています。また、大豆製品には、脳にいい不飽和脂肪酸やレシチンも含まれています。

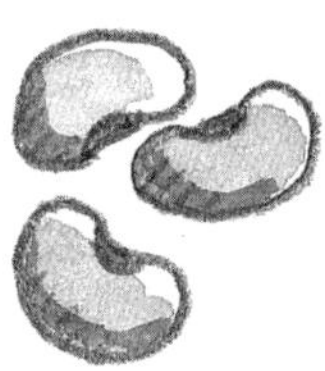

ご

ごまなどの種子類：ごまやナッツには、不飽和脂肪酸や若返りのビタミンE、レシチン、たんぱく質などが多く含まれます。ごまのセサミンは強力な抗酸化物質です。

わ

わかめなどの海藻類：わかめは食物繊維やクロロフィルに富み、ダイオキシンの排出をうながす働きがあることが確認されています。

また、わかめ、こんぶ、ひじきなどの海藻類には、甲状腺ホルモンの代謝率を上げるヨードが含まれています。

や

やさい類：緑黄色野菜などに多く含まれるβ-カロテンは、体内でもっとも効率よく働き、活性酸素の生成を抑制します。玉ねぎ、にんにく、長ねぎなどに共通する独特の匂い辛み成分は脂肪吸収阻害（抑制）効果が強く、脂肪の排出をうながす作用があります。

玉ねぎは抗酸化力が強く、活性酸素による老化を防止する効果もあるケルセチンも含まれています。キャベツやブロッコリーには、ビタミンCや、活性酸素からからだを守る植物性化合物が含まれています。

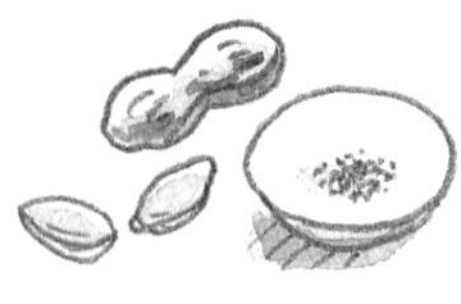

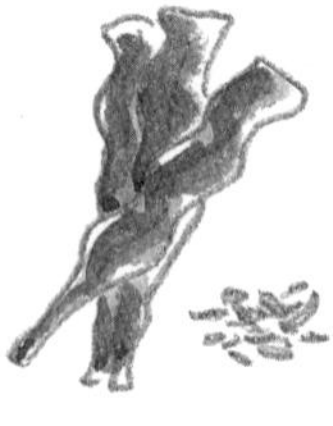

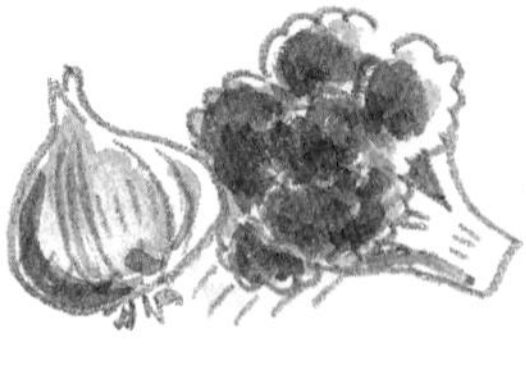

さ

さかな類：魚介類には、血液循環をうながし、脳の老化を防ぎ、ガンの発生を抑制するDHAやEPAが含まれています。アレルギー体質の改善や視力の回復にも効果的。また、魚介類は、体内では合成できない必須アミノ酸を含む良質のたんぱく源で、ビタミンB群や亜鉛、鉄、セレニウム、銅も豊富です。

し

しいたけなどのきのこ類：きのこに含まれる多糖体には、免疫力を高め、ガン細胞の増殖を制御する働きがあります。ビタミンB群や食物繊維も豊富。

い

いも類：いも類は食物繊維が豊富。なかでも肌を潤す作用にすぐれているのがやまいもです（自然薯（じねんじょ）、やまといも、長いもなど）。やまいもにはムチンと呼ばれる粘性物質が含まれていて、滋養強壮、胃腸の強化、消化の促進をします。じゃがいもには、ウイルスや細菌に対する抵抗力を高め、風邪や感染症を予防するビタミンC、さつまいもには、整腸作用に効果があるヤラピンやメラニン色素の沈着を抑えるクロロゲン酸という成分のほか、シミをなくし、老化を防ぐ作用のあるビタミンEも含まれています。

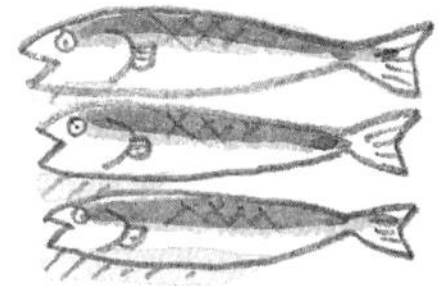

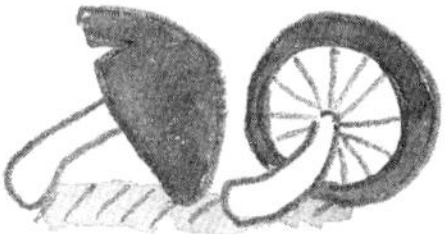

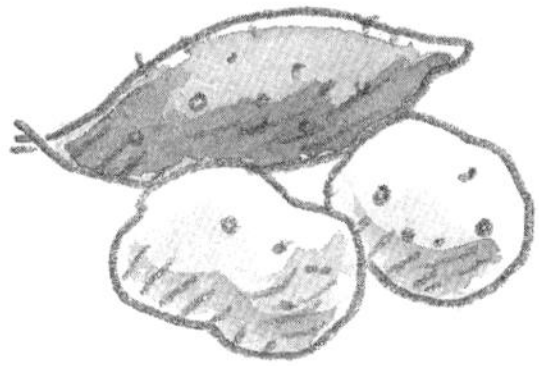

コラム・毒消しライフ

解毒効果があり、炊飯や入浴に使える薬石

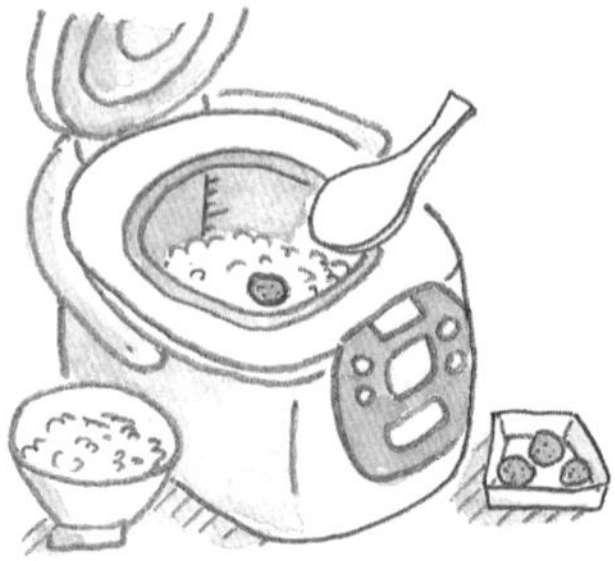

古来、健康維持のアイテムとして用いられてきた薬石。各種の薬石は、必須ミネラルを多く含み、体内の有害な物質を排泄する作用があり、飲用、浴用、炊飯などに活用できます。

その代表的なものが、日本人にも古くから愛用されてきた麦飯石。微量ミネラルをバランスよく含んだ麦飯石は、水の分子運動を活発にし、細胞を活性化するのに不可欠な酵素の働きをうながすとともに、活性酸素除去能力を発揮します。

また、富山の薬売りが全国に広めた医王石も、ラドンを含有し、水の浄化作用や腐敗防止などのすぐれた作用があります。

さらに最近、医療関係者から注目されているのが天降石。トルマリンや一般的な人工セラミックスに比べて、遠赤外線が最高値を示し、PCBやダイオキシンなども体外に排出する作用が確認されたとか。いずれの薬石も、遠赤外線やマイナスイオン効果もあるので、家庭の「天然常備薬」として活用する価値あり。

第4章

ガン予防、活性酸素除去に効果のある〝毒消し〟食品カタログ

野菜やハーブの抗酸化パワーは、からだのサビ止めをしてくれる！

これまで述べてきたように、毒消しのポイントは、腸内環境をととのえることと、食生活を工夫して体内毒素を減らすこと。そして、からだのなかで過剰になってしまっている活性酸素を除去することにつきます。

活性酸素は、細胞が酸素を活用する過程で必ず発生しますが、同時に、わたしたちのからだは、活性酸素を除去する酵素※ＳＯＤ（スーパー・オキサイド・ディスムターゼ）を生成しています。ところが、ストレスや食品添加物、薬品、喫煙、排出ガス、紫外線、過労、感染などによって、この活性酸素とＳＯＤのバランスがくずれ、体内に過剰に活性酸素が溜まってしまうのです。

しかも、体内のＳＯＤだけでは完全に活性酸素を除去することはできず、年齢を重ねるにしたがってＳＯＤは減少します。そのため、どうしても活性酸素が過剰になってしまい、正常な細胞を傷つけてガンを発生させたり、万病の原因となる過酸化脂質を作ってしまうのです。ですから、できるだけ抗酸化成分を含んだ野菜などをとることによって、からだの「サビ止め」をする必要があるわけです。

世界ガン研究基金と米国ガン研究財団による「食物、栄養とガンの予防」と題された報告書によると、野菜の摂取量が多いほど、胃ガンになる危険性が低くなることが示されています。また、現在、厚生労働省が推進している国民運動「健康日本21」のなかでも、高血圧、高脂血症、狭心症、心筋梗塞（こうそく）、ガン、糖尿病、骨粗鬆症（こつそしょうしょう）などの生活習慣病の予防に野菜が効果的だとして、1日あたり350グラム以上の野菜を食べることが目標に掲げられています。

しかし、日本人の野菜の摂取量は平均260グラム程度で、若い人ほど野菜不足の食生活を送っているのが実情。そこで、病気や老化を予防するために注目されるようになったのが、植物由来の抗酸化物質であるSOD様物質です。

最近よく目にするアガリクス茸やルイボスティーなどは、SOD食品の代表的なもの。SOD様物質はこれまでの臨床結果から、抗炎症効果、抗アレルギー効果が高いことが確認されており、一部のものはアトピー性皮膚炎などの治療にも応用されています。また、各種のハーブには抗酸化作用以外にもさまざまな薬理作用をもつものが多く、医療面でもその応用が期待されています。

以上をまとめると、体内のSOD以外の抗酸化物質としては、おもに次のように分類できます。

①ビタミンに含まれる栄養素――代表的なものは、ビタミンA、ビタミンC、ビタミ

※SOD
Super Oxide Dismutaseの略。体内で作られる抗酸化物質（スカベンジャー、掃除人の意）の一種で、過剰な活性酸素や過酸化脂質を取り除く作用がある。

ンE、ビタミンB群。

②ミネラルに含まれる栄養素――代表的なものは、亜鉛、セレニウム（セレン）。

③SOD様物質：植物の脂溶性色素であるカロチノイド類――代表的なものは、カロテンやリコピン。

④SOD様物質：植物の花や葉、樹皮、茎などに含まれるポリフェノール類――代表的なものは、フラボノイド、カテキン（タンニン）。

⑤香気成分や辛み成分――代表的なものは、硫化アリル、スプラウト。

⑥色素や有機酸、有用微生物など――最近注目を集めている褐色色素メラノイジン、クエン酸、プロバイオティクスなど。

これらは、体内の活性酸素の種類によって、対抗する抗酸化物質がそれぞれ異なりますが、いずれにしても、頼もしい毒消しのサポーターたちです。

それでは次に、抗酸化作用が強い代表的な食品を項目別にご紹介したいと思います。

抗酸化物質はできるだけ天然の食材からとることが望ましいのですが、ミネラル分が不足した土壌でつくられた農作物も少なくありませんし、あるいは、アトピー性皮膚炎や体調がすぐれない人などは、栄養補助食品などでカバーすることも必要です。

毒消しを目的として、補助的に健康食品や機能性食品をとる場合は、右記のようなSOD様物質を主成分にしたものを目安にとるとよいでしょう。

①ビタミン抗酸化トリオ&B群御三家

◆ビタミンA（うなぎ、レバー、かぼちゃ、にんじんなど）

抗酸化作用のあるビタミンAは、ビタミンC、ビタミンEとともに、「ビタミン抗酸化トリオ」と呼ばれます。皮膚の粘膜の生成、美肌の維持、消化器、呼吸器、視覚の正常な機能維持に欠かせないものです。

また、緑黄色野菜に含まれるカロチノイド類（プロビタミンA、102ページ参照）は、体内でビタミンAに変わりますが、カロチノイドの代表であるβ（ベータ）-カロテンには、抗ガン作用があることが確認されています。

ビタミンAが欠乏すると、夜盲症や皮膚乾燥症などの原因になるとともに、粘膜の抵抗性が減少し、感染症にかかりやすくなるので要注意。

そこで、ビタミンAを効果的にとるには、ビタミンAとカロチノイドを含む食品を多くとるのがベターということです。

ビタミンAを多く含む食品は、うなぎ、レバー、牛乳、チーズ、バターなどの乳製品や魚。一方、カロチノイドを多く含む食品は、かぼちゃ、にんじん、ほうれんそう、青じそ、パセリなどで、油脂といっしょにとると吸収率が高まります。

◆ビタミンC（パセリ、ブロッコリー、バナナなど）

ビタミンCのおもな働きは、その強い還元力にあります。体内に侵入したさまざまな異物は、特定のたんぱく質で解毒されますが、ビタミンCはこの酵素類を活性化して解毒効果を高めます。

さらに、コレステロールやホルモンの代謝をうながし、消化管内で発ガン物質のひとつであるニトロソアミンの生成を抑制。また、大量に摂取することで、免疫機能や肝臓の解毒作用を高めます。抗腫瘍(しゅよう)作用、抗動脈硬化作用、抗血圧作用、抗ヒスタミン作用、白内障予防にもつながります。

ビタミンCを含む食品は、パセリ、ブロッコリー、ピーマン、にがうりなどの緑黄色野菜、みかんやいちごなどの果物、緑茶や柿の葉茶など。水に溶けやすいので、野菜は炒めものや揚げものなど短時間の調理がよいでしょう。

なかでも最近注目されている、非常に抗酸化力の強い果物がバナナ。ビタミンCがりんごの4倍以上、また、ビタミンB群やマグネシウムなどが含まれており、とくにバナナのすじの部分にもっとも強い抗酸化成分があることが発見されています。

ほかに、調理してもビタミンCが分解されず、1回の摂取量も多い、ふかしいももおすすめです。

ビタミン抗酸化トリオ

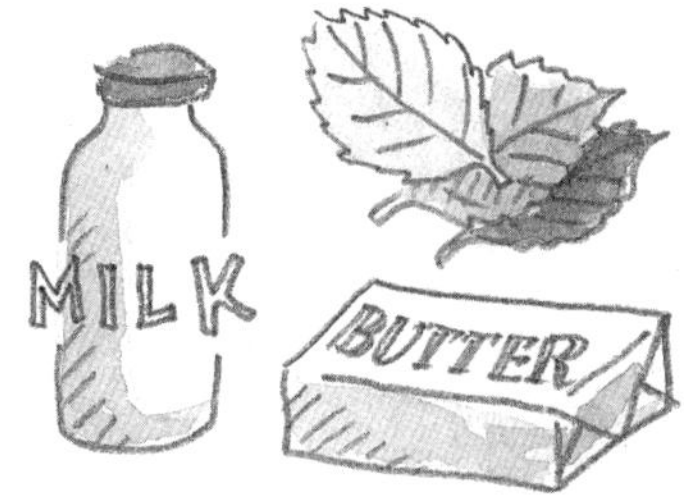

ビタミンA
（牛乳、バター、チーズ、魚、青じそなど）

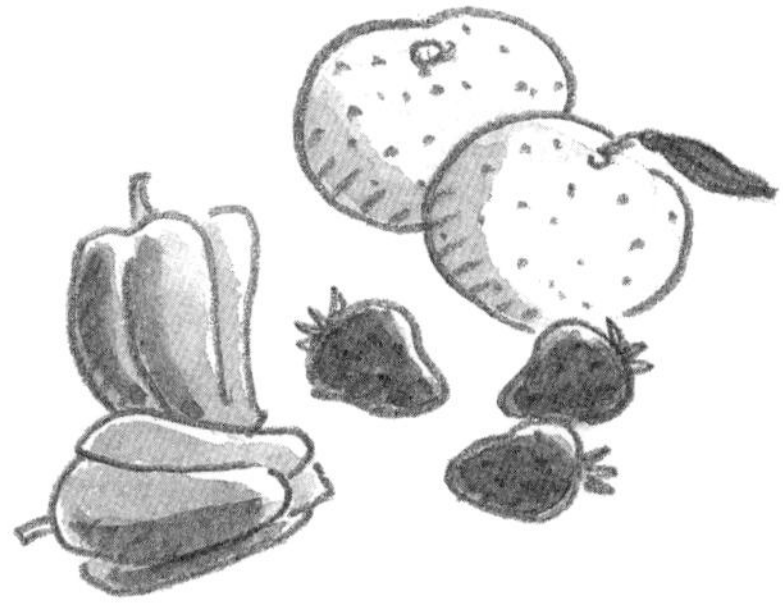

ビタミンC
（ピーマン、パセリ、ブロッコリー、みかん、いちご、緑茶など）

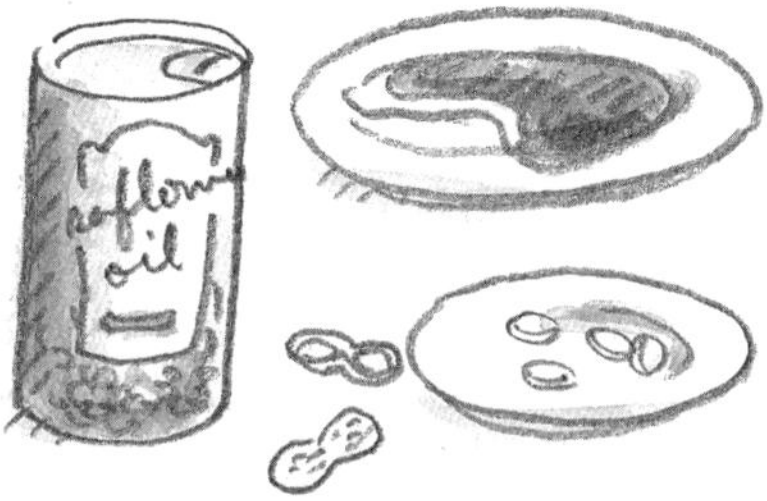

ビタミンE
（ひまわり油、サフラワー油、牛肉、アーモンド、落花生など）

ビタミンB群御三家

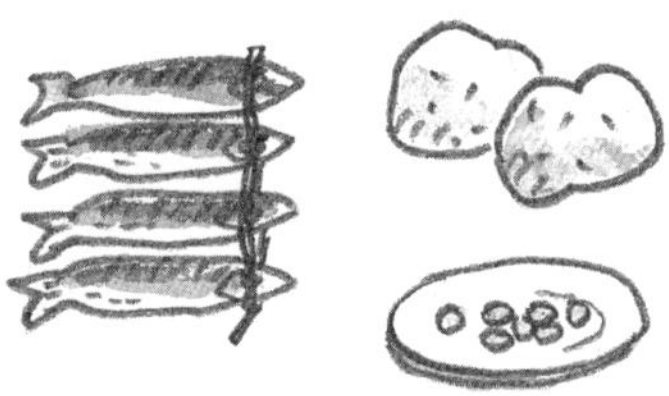

ビタミンB6
（いわし、じゃがいも、大豆、玄米など）

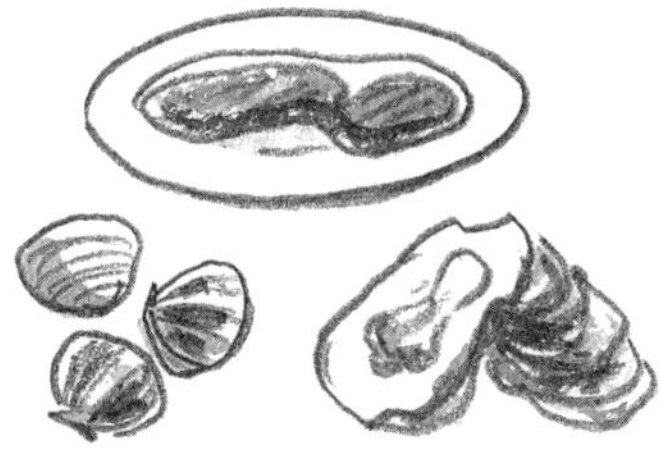

ビタミンB12
（牛肉、あさり、かきなど）

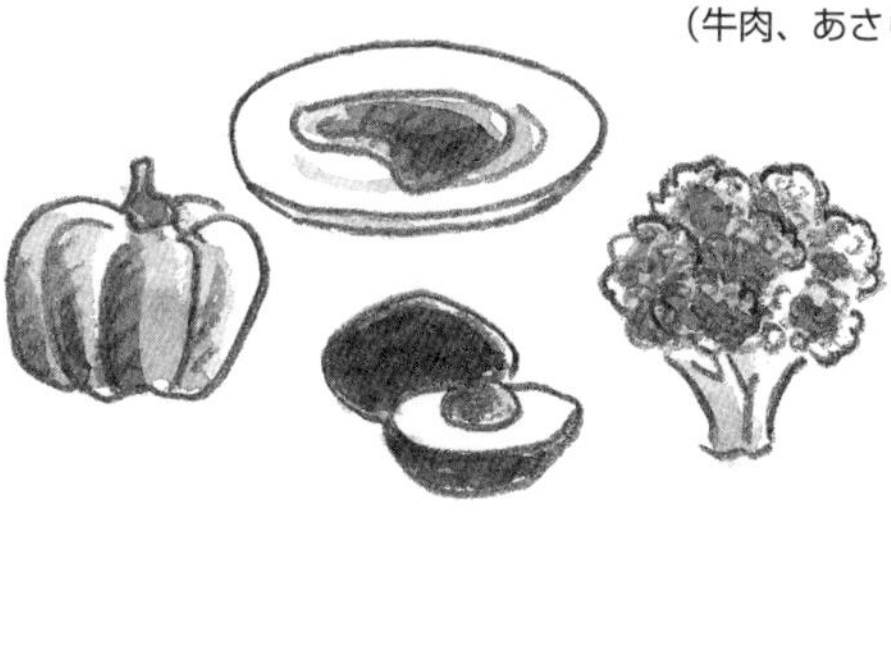

葉酸
（かぼちゃ、ブロッコリー、牛や豚のレバー、アボカドなど）

◆**ビタミンE**（ごま油、アーモンド、胚芽など）

ビタミンA、Cとともに、ビタミンEも抗酸化力が強いことが知られています。細胞膜や血球の膜にある不飽和脂肪酸の酸化を抑制する働きがあるので、細胞の老化を防ぎ、ガンの抑制につながります。

そのほかにも、肌の老化を防いだり、血液の流れをよくしたり、生殖機能を正常に保つなどの作用があります。「若返りのビタミン」といわれるゆえんです。

ビタミンEを含む食品は、ひまわり油、サフラワー油、米ぬか油、大豆油などの植物油類、アーモンドや落花生などの種実類、小麦胚芽、大豆、緑茶、卵、牛肉など。ビタミンEは、脂溶性のビタミンですが、過剰に摂取しても害がありません。

植物油にはとくに豊富に含まれていますが、酸化しやすく熱に弱いので、サラダのドレッシングなどに用いて生で食べるのが効率的です。また、ビタミンCといっしょに摂取すると、抗酸化作用を高めてくれるのでより効果的です。

◆**ビタミンB群**（大豆、牛肉、ほうれんそうなど）

ビタミンB群は、糖質をエネルギーに変える酵素の働きを助ける元気のもと。なかでも、ビタミンB_6、ビタミンB_{12}、葉酸は、とくに重要な働きをする「B群御三家」といわれています。この御三家が不足すると、いくらビタミンA、C、E（抗酸化トリオ）があっても免疫機能が十分に働かないのです。

ビタミンB_6は、食べもののたんぱく質を、からだのもとなるたんぱく質へと組み立てて、葉酸とともに細胞を作り、皮膚や筋肉の土台を作ります。

ビタミンB_{12}は、神経細胞の合成や修復をする働きがあり、植物性食品には含まれない唯一のビタミンです。

葉酸※は、ビタミンB_{12}とともに造血に必要な水溶性のビタミンで、動脈硬化の予防や貧血の改善に欠かせない栄養素。これらが不足すると、動脈硬化の大きな原因のひとつであるホモシステイン（アミノ酸）が過剰になり、悪玉コレステロールを酸化して血栓のもとを作ります。

ビタミンB_6は、大豆、玄米、いわし、じゃがいもなどに、ビタミンB_{12}は、牛肉、あさり、かきなどに、葉酸は、ほうれんそう、かぼちゃ、ブロッコリーなどの緑黄色野菜、牛や豚のレバー、バナナ、アボカドなどに含まれています。

とくに女性は、閉経後、性ホルモンの変化によってホモシステインの濃度が極端に上がるので、葉酸やビタミンB_6、B_{12}の積極的な摂取をおすすめします。ただし、葉酸は酸素や光で破壊されてしまうので、葉酸を含む野菜などは日光を避けて保存し、新鮮なうちに食べること。

※葉酸

細胞の分化に不可欠な栄養素。とくに、胎児の成長には葉酸が重要。厚生労働省では、妊娠を希望するすべての女性に、1日400マイクログラムの葉酸をとることをすすめている。

②免疫にかかわる必須ミネラルと第6の栄養素

◆亜鉛（かき、ほたて、レバーなど）

亜鉛はわたしたちが生きていくうえで、欠かせない必須ミネラルのひとつ。食事でとるたんぱく質を骨や筋肉、臓器などの組織に変えるために不可欠な酵素の核となるのが亜鉛です。また、免疫細胞の働きを活性化し、活性酸素を除去する酵素の働きを助ける作用もあります。亜鉛が不足すると味覚に障害をきたし、新陳代謝に悪影響を及ぼしますが、最近の子どもたちが「キレやすい」のは亜鉛不足が原因ではないかとの説もあります。

亜鉛を含む食品は、かき、ほたて、豚レバー、うなぎなどですが、そのままだと体内に吸収しにくいため、クエン酸やビタミンCといっしょにとることがポイントです。たとえば、生がきやかきフライを食べるときにレモン汁をかけるのは、理にかなった食べ方。レモンのクエン酸とビタミンCが、亜鉛を吸収しやすい形に変えるのです。

ビタミンCがとくに多いのは、赤ピーマンやキャベツ、柿などで、クエン酸が多いのは梅干し、酢など。クエン酸とビタミンCが含まれているのは、レモン、ゆず、すだち、かぼす、いちご、キウイなど。このような食材を上手に組み合わせて、亜鉛の吸収率をアップしましょう！

必須ミネラル

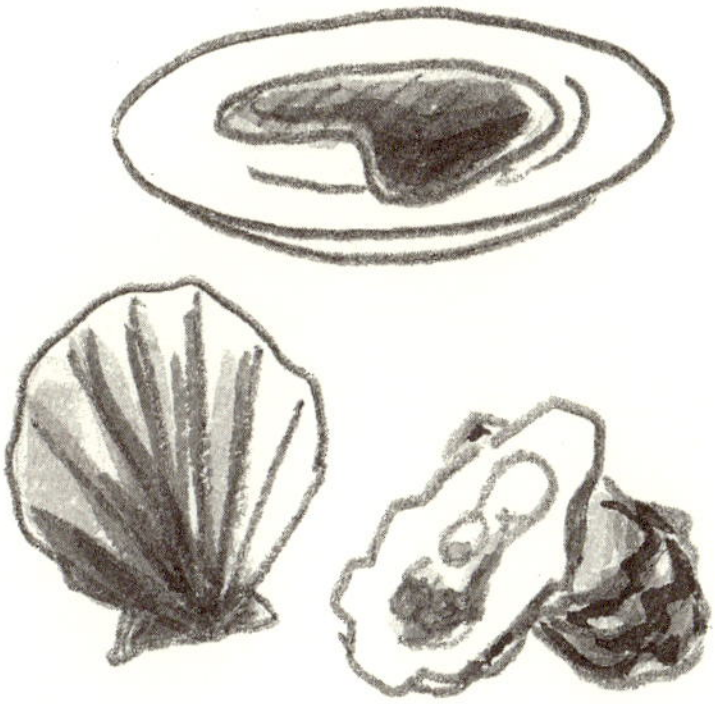

亜鉛
（豚レバー、かき、ほたて、うなぎなど）

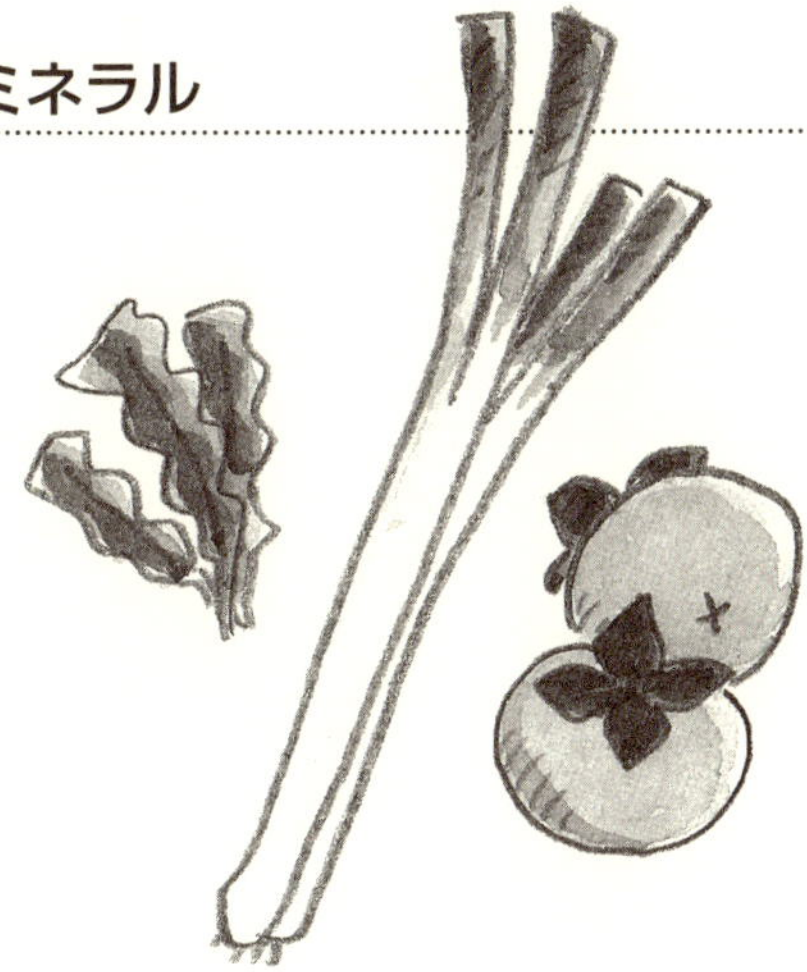

セレニウム
（ねぎ、さつまいも、海藻、柿、にんにくなど）

第6の栄養素

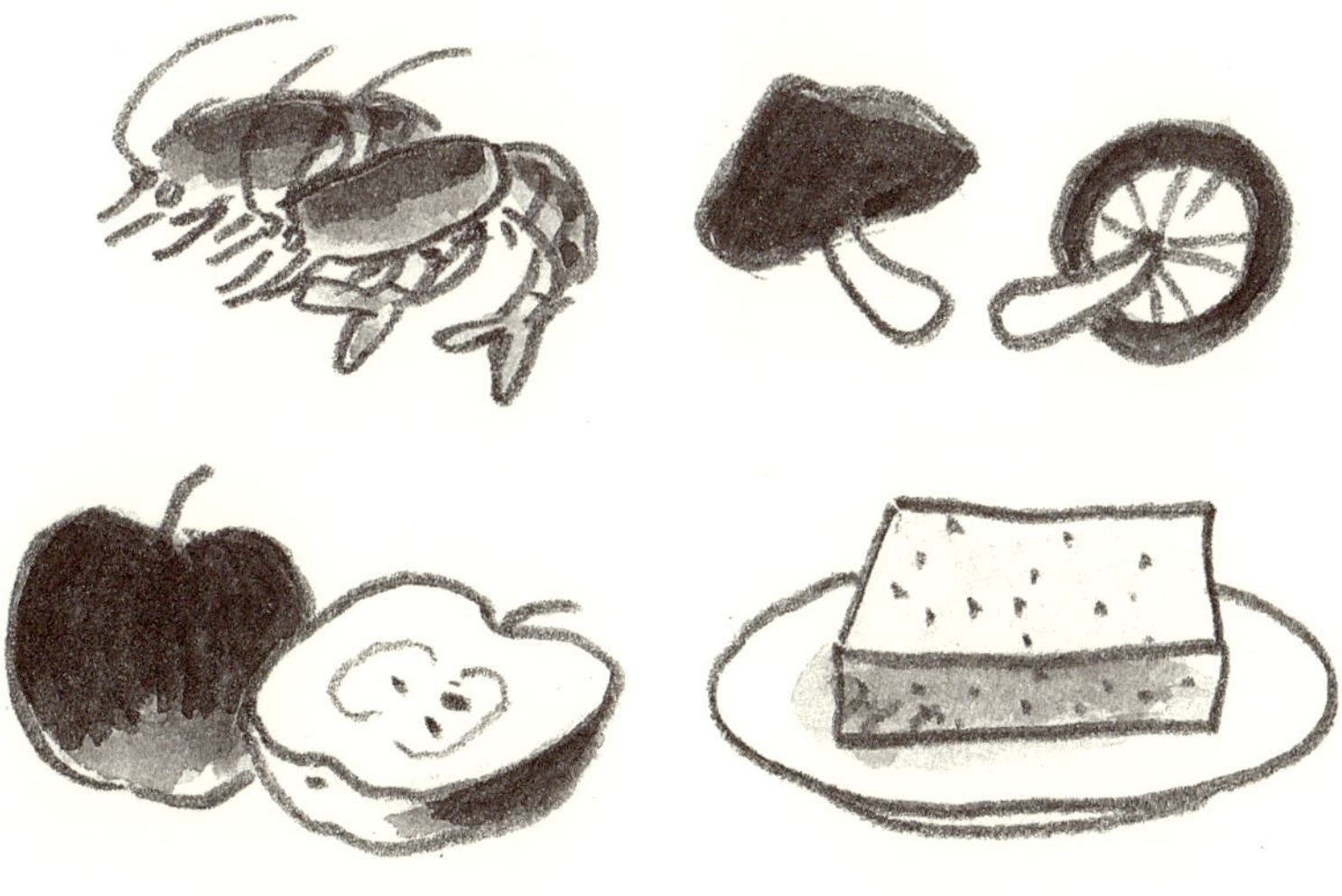

食物繊維
（えび、きのこ、こんにゃく、りんご、さつまいも、わかめなど）

◆**セレニウム**（わかさぎ、いわし、玄米など）

セレニウム（セレン）は、免疫作用にとても重要な働きをしているミネラルです。細胞のいちばん外側の細胞膜にセレニウムの壁があって、外敵の侵入を防いでいます。そのため現在では、細胞を形成するうえでなくてはならない微量ミネラルのひとつに数えられています。

また、セレニウムは、生活習慣病や老化の原因となる活性酸素を無害化してくれる働きもします。抗ガン作用があるとして、現在、米国でたいへん話題になっており、錠剤などで市販されているほどです。

米国では、土壌中のセレニウム濃度が高い地域ほどガン死亡率が低いという調査報告があり、その土壌に育った農作物を食べている住民の血中セレニウム濃度も高いのです。

セレニウムは、わかさぎ、いわし、玄米、ほうれんそう、柿、にんにく、ねぎ、海藻などに含まれています。

◆**食物繊維**（ごぼう、こんにゃく、わかめなど）

食生活の変化にともなって動物性脂肪の摂取量がふえたことで、第6の栄養素として重要視されているのが食物繊維。食物繊維には、コレステロール値を下げる、血糖値の上昇を抑制する、水を溜め込んで便の量をふやす、咀嚼（そしゃく）回数をふやす、大腸内の善玉菌がふえやすくなるなどの働きがあるからです。そして、毒出し効果としては、食品添加物や有害ミネラルを吸着して体外に排出する作用があるとみられています。

食物繊維は、水に溶けない不溶性と、水に溶ける水溶性の2つに分かれます。

不溶性の食物繊維は、さつまいもやごぼうなどにみられるすじのようなもので、腸の壁についた老廃物や発ガン物質などを取り込みながら腸を刺激し、排泄をうながします。ただし、最近の研究によって「大腸ガン食物繊維予防説」※を否定する説も出てきています。

そのほか、きのこのグルカン、豆類や果物のリグニン、かにやえびのキチンなども不溶性の食物繊維で、便秘の解消や消化器系の症状の改善に効果的です。

水溶性のものは、わかめやこんぶ、もずくなどにみられるネバネバ状の食物繊維で、コレステロールや発ガン物質などが腸から吸収されないように防いでくれます。コレステロール値や血糖値を下げる作用があり、太りぎみの人や血糖値が高めの人には、この水溶性の食物繊維がおすすめです。

食物繊維は、熱や水による損失がないので、できるだけ食物繊維を多く含んだ食品を食卓に並べたいものです。

※大腸ガン食物繊維予防説

日本人の大腸ガン患者がふえている理由として、動物性たんぱく質中心の食生活の影響が注目され、食物繊維が大腸ガンの予防に役立つとされた。しかし、2002年、食物繊維は大腸ガンの予防には効果がないという調査結果が報告されている。

③緑黄色野菜の天然色素成分

◆カロチノイド類（トマト、にんじん、卵黄など）

ビタミンEの100倍もの抗酸化力をもつといわれるのが、カロチノイド類です。カロチノイド類とは、緑黄色野菜などの食物に含まれる赤色や黄色、オレンジ色の天然色素成分のことで、カロテン類とキサントフィル類（プロビタミンA）の総称。

カロテン類は、α（アルファ）-カロテン、β-カロテン、リコピンを主成分とし、トマト、かぼちゃ、にんじんなどに含まれています。

また、キサントフィル類は、ルチン、ゼアキサンチンを主成分とし、卵黄、海藻、かに、いくらなどに含まれています。ビタミンAの項目（93ページ参照）で述べたように、ビタミンAを含む食品とあわせてとるとさらに効果的です。

なかでもルチンは、いろいろな緑黄色野菜に含まれている黄色のカロチノイド。抗酸化作用や発ガン抑制に加えて、白内障など、目のトラブル予防に役立つことがわかっています。

リコピンは加熱に強いので、たとえば、熟したトマトを煮たり、焼いたり、炒めたりして、オリーブオイルを加えるとより吸収されやすくなります。

④血液サラサラ効果がある植物由来成分

◆ポリフェノール類（しそ、赤ワイン、そば、黒米など）

ポリフェノール類が人体に及ぼす作用としては、毛細血管の補強、抗アレルギー、抗炎症、抗酸化作用、悪性腫瘍（乳ガン、大腸ガン、白血病）の増殖抑制作用、マクロファージ（食細胞）の活性化などで、動物実験においても発ガン抑制や糖尿病抑制作用などが報告されています。

ポリフェノール類は「血液サラサラ効果」で知られていますが、おもな種類としては、フラボノイド（しその実）、カテキン（緑茶）、アントシアニジン（ブルーベリー）、プロアントシアニジン（赤ワイン）、ルチン（そば）などがあります。

しその実に含まれるルテオリンは、フラボノイドの一種で、もっとも抗酸化力が強い部類に入ります。体内でより高い抗酸化力や生理活性を発揮し、花粉症やアトピー性皮膚炎などのアレルギー性疾患に対しても効果的だといわれています。フラボノイドを多く含んだ植物としては、ぶどうの種子（グレープシード）、いちょうの葉、ピ※クノジェノールなどが有名。

また、そばは、毛細血管の強化作用があるルチン、免疫作用を高めるビタミンB群や食物繊維を多量に含み、さらに肝臓病の予防効果をもつコリンを含んでいます。

※ピクノジェノール
フランス海岸松の樹皮に含まれるハーブ。ポリフェノールを92パーセント含み、ビタミンEの50倍、ビタミンCの20倍以上の抗酸化作用があるといわれる。サプリメントによる摂取の手軽さや医療への応用も期待されている。

最近、健康ブームや自然農法ブームにともなって、赤米や黒米などの古代米を好む人がふえていますが、その黒米にはアントシアン系の色素（ポリフェノール）が含まれています。栄養成分は白米と比べ、たんぱく質、ビタミンB_1、B_2、Eとともに、ナイアシン、鉄、カルシウム、マグネシウムなどが豊富に含まれているので、非常にパワフルな米だといえるでしょう。

⑤植物の香気成分と辛み成分

◆硫化アリル（玉ねぎ、にんにく、にら、らっきょうなど）

最近の研究によって、ビタミンやミネラルなどの栄養素以外の非栄養素に含まれる有効成分が注目を集めています。

玉ねぎ、ねぎ、にんにく、にら、らっきょうなどに含まれる、刺激臭の香気成分、硫化アリルもそのひとつです。この刺激によってアドレナリンの分泌がうながされ、脂肪酸分解酵素が活性化されて脂肪を燃焼させます。

また、硫化アリルには、血液の凝固を抑制し、血液をサラサラにする働きがあるので、血栓や動脈硬化の予防になり、最近では有害ミネラルを排泄する働きが注目されています。その効果は、生で使ったときに発揮され、しかも切ってから1時間ほどおいたほうがより効力が高まります。ただし、硫化アリルは水にさらすと流れ出てしまうので、辛みは酢をじょうずに使ってやわらげるといいでしょう。

硫化アリルの一種であるアリシンは、ビタミンB_1の吸収を高める働きや消化液の分泌をよくして食欲を増進したり、制菌作用もあります。脳を活性化させたいときにビタミンB_1といっしょにアリシンを摂取すると、集中力がアップします。

ビタミンB_1は、豚肉、玄米、レバー、オートミール、納豆、きなこ、うなぎなどに、アリシンは、ねぎ、にんにく、にらなどとくに香りが強い野菜に豊富です。ねぎ納豆、レバにら炒め、豚肉とにんにくの炒めものなどは、ビタミンB_1とアリシンのダブルパワーが期待できる料理です。

アリシンを効率よくとるためには、酵素がたくさん出るように、できるだけ細かく切ること。また、アリシンは揮発性の成分なので、手早く豚肉などのビタミンB_1を含む食品とあわせることがだいじです。

◆**スプラウト**（ブロッコリーの新芽、かいわれ大根、アルファルファなど）

スプラウトとは、発芽して3日目ぐらいの新芽のこと。ブロッコリーの新芽に、ガンの発症率を下げる効果があることが確認されたため、かいわれ大根やアルファルファ、レッドキャベツやマスタードの新芽などのスプラウト野菜が一躍脚光を浴びるようになりました。スプラウト野菜には、成長した野菜よりはるかに多くのビタミンやミネラルが含まれているため、「ビタミンの宝庫」と呼ばれています。

スプラウト野菜に含まれる辛み成分は、よくかんで食べることによって、スルフォラファンに変化。このスルフォラファンには、発ガン物質を解毒化する酵素の働きを活性化するとともに、発ガン物質を無毒化して体外へ排出する働きがあります。また、ヘリコバクター・ピロリ菌に対する殺菌効果があり、胃潰瘍(かいよう)や十二指腸潰瘍、乳ガンを防ぐという研究発表もあります。スルフォラファンの解毒作用は、食べてから3日以上も続くので、スプラウト野菜を週に2～3回、25グラム程度食べると効果的。クレソンの芽、もやし、豆苗などもスプラウト野菜の仲間です。

⑥褐色色素や酸っぱみ成分など

◆メラノイジン（みそ、奈良漬、ジャムなど）

みそなどを熟成する過程で、大豆のアミノ酸と米麹の糖分が反応するときに生成される褐色の色素がメラノイジン。カラメル、しょうゆ、ソースなどの茶色（色素）もメラノイジンで、コーヒーやパン、果物などを加熱することによっても生成されます。

メラノイジンには強力な抗酸化作用があります。また、ビタミンやミネラルなどの栄養素を吸収しやすくしたり、腸内の乳酸菌の増殖をうながし、血糖値の安定化やストレスに対する抵抗力を高めてくれます。

みそのなかでもとくにメラノイジンを多く含むのが、3年間熟成させて作る八丁みそ。メラノイジンは熟成期間が長いほど増加するのです。また、みそは体力アップに効果的なアミノ酸、アルギニンを含んでいるので、夏バテ予防に効果的です。

メラノイジンは、奈良漬、さつま揚げなどにも含まれています。ただし、揮発しやすいため、これらの食品を調理するときは、強火で短時間加熱するのが秘訣です。

一方、いちごやブルーベリーのジャムには、メラノイジンのほかにも、血糖値を上げ、脳を沈静化させるセロトニンの生成を助ける糖分や食物繊維、ポリフェノールなどが含まれており、活性酸素を除去するパワーに満ちています。

◆クエン酸（レモン、酢、フルーツジュースなど）

酸性に傾きやすいからだを、弱アルカリに保つ効果があると話題を集めているのがクエン酸。かんきつ類などに多く含まれている有機酸の一種で、レモンや梅干し、黒酢などの酸っぱみ成分として知られています。

クエン酸は、細胞内のクエン酸サイクルと呼ばれる機能を効率よく働かせ、新陳代謝を活発にし、疲労やストレスなどで生じる疲労物質、乳酸を減少させます。

クエン酸サイクルとは、微生物や動植物の呼吸においてもっとも主要な代謝経路。人間の場合は、たんぱく質、炭水化物、脂質が燃えてカロリーになるわけですが、このクエン酸サイクルが活発なほど脂肪や乳酸が分解され、エネルギーに変換されるのです。これが、クエン酸が疲労回復にいい理由。疲労は、不眠や食欲不振、肝臓疲労や糖尿などの症状を起こす原因になります。クエン酸を1日わずか1～2グラム摂取するだけでOK。

ただし、水に溶けやすく、熱に弱いので調理は禁物。生でとるのがもっともよいので、グレープフルーツやオレンジなどのフルーツジュースを飲んだり、おかずにレモンをかけたり、酢のものとしてとるのがおすすめ。

◆プロバイオティクス（乳酸菌、ビフィズス菌、納豆菌など）

プロバイオティクスとは、生きたままで腸に達し、腸内フローラのバランスをはかる効果がある有用微生物のこと。一般的には、腸管免疫に有益に働く生菌製品のことをさします。

予防医学の観点から、乳酸菌やビフィズス菌などのプロバイオティクスの働きを健康に生かそうという考え方が世界じゅうに広まり、ここ数年、日本でも脚光を浴びています。

プロバイオティクスのおもな働きは、細菌やウイルスの侵入を防ぐ、乳糖を分解する、酵素を供給する、コレステロール値を下げる、各種のビタミンを作る、免疫力を高める、浄化作用、過敏性腸炎やクローン病、潰瘍性大腸炎による下痢を緩和させる、肌のトラブルを減らす、口臭を減らすなど。

ただし、すべての乳酸菌がプロバイオティクスというわけではなく、ほとんどの乳酸菌は、胃酸や胆汁によって腸にとどく前に殺されてしまいます。このことから、飲料水や食品メーカーなどが、独自の乳酸菌を用いて腸までとどくプロバイオティクス※商品を特定保健用食品として販売しています。

乳酸菌のほかには、ビフィズス菌、納豆菌、酪酸菌、酵母などがあり、ヨーグルト類や漬けもの類にも含まれています。ちなみに、現在口コミで広がっているカスピ海ヨーグルトは、最初に日本に紹介した京都大学の家森幸男名誉教授ご本人が、「食べても長寿になるわけではない。栄養的にも完璧ではない」と、少々過熱ぎみの人気にとまどいをみせているとか……。

納豆には、血栓を溶かしたり、できにくくするナットウキナーゼという酵素が含まれているので、血圧やコレステロール値、血糖値が高い人などにはとくにおすすめです。

腸内フローラをととのえるために、わたしのクリニックでは、腸内洗浄の後に「天彌（あまみ）」（206ページ参照）と呼ばれる乳酸菌エキスを用いています。

※プロバイオティクス商品

厚生労働省によって特定保健用食品として認可されているプロバイオティクス商品には、ヨーグリーナ（サントリー）、メイオリゴ（明治製菓）、ニチレイ アセロラ エクストラブレンド（ニチレイ）、オリゴCC（カルピス）などがある。

毒消しのためには何をどう食べればいい？

前項では、〝毒消し〟に効果のある成分ごとに食品をご紹介しました。ここでは、〝毒消し〟効果の高い成分をもつ食品群ごとに、その成分を取り上げます。

なお、各食品に記述していない栄養成分にもさまざまな働きがあります。

穀物

◆玄米

玄米は「完全食」といわれるほど、栄養価の高い食品。もちろん〝毒消し力〟も抜群です。とくに胚芽には、ガンや心臓、血管疾患の予防効果が確認されているフィチン酸が含まれています。十分に消化吸収するためには、よくかむことが大切。

●**食物繊維**……腸壁を刺激して蠕動（ぜんどう）運動を活発にし、老廃物を排出。便秘の解消に。また、腸内の老廃物がなくなることで、ミネラルなどの吸収がスムーズに。

●**フィチン酸**……活性酸素を抑え、ＮＫ（ナチュラル・キラー）細胞（１４７ページの脚注参照）を活性させる。免疫力を高め、ガンを抑制。

●**ビタミンB_1**……肩こり、腰痛の緩和。スポーツなどの肉体疲労や目の疲れに効果的。

●**ビタミンE**……手足の血液の流れを改善し、冷え、しもやけの緩和に。

●**カリウム**……ナトリウムやカルシウムとともに、神経や筋肉の機能を正常に保つ。細胞内外のミネラルバランスを維持。

●ナイアシン……皮膚の代謝に関与し、肌荒れ、口内炎の緩和に役立つ。

◆小麦胚芽

小麦胚芽は、5大栄養素に富んだバランスのよい食べもの。「植物の卵」ともいわれています。小麦の生命源である胚芽から作った小麦胚芽油に豊富に含まれる天然ビタミンEは、あらゆる植物のなかでもっとも理想的なバランスとされています。

●ビタミンE……副腎皮質ホルモンの分泌をさかんに。抗酸化作用があり、過酸化脂質など組織の酸化を防ぐ。

●ビタミンB_1、B_2……皮膚炎、口内炎などに効果的。

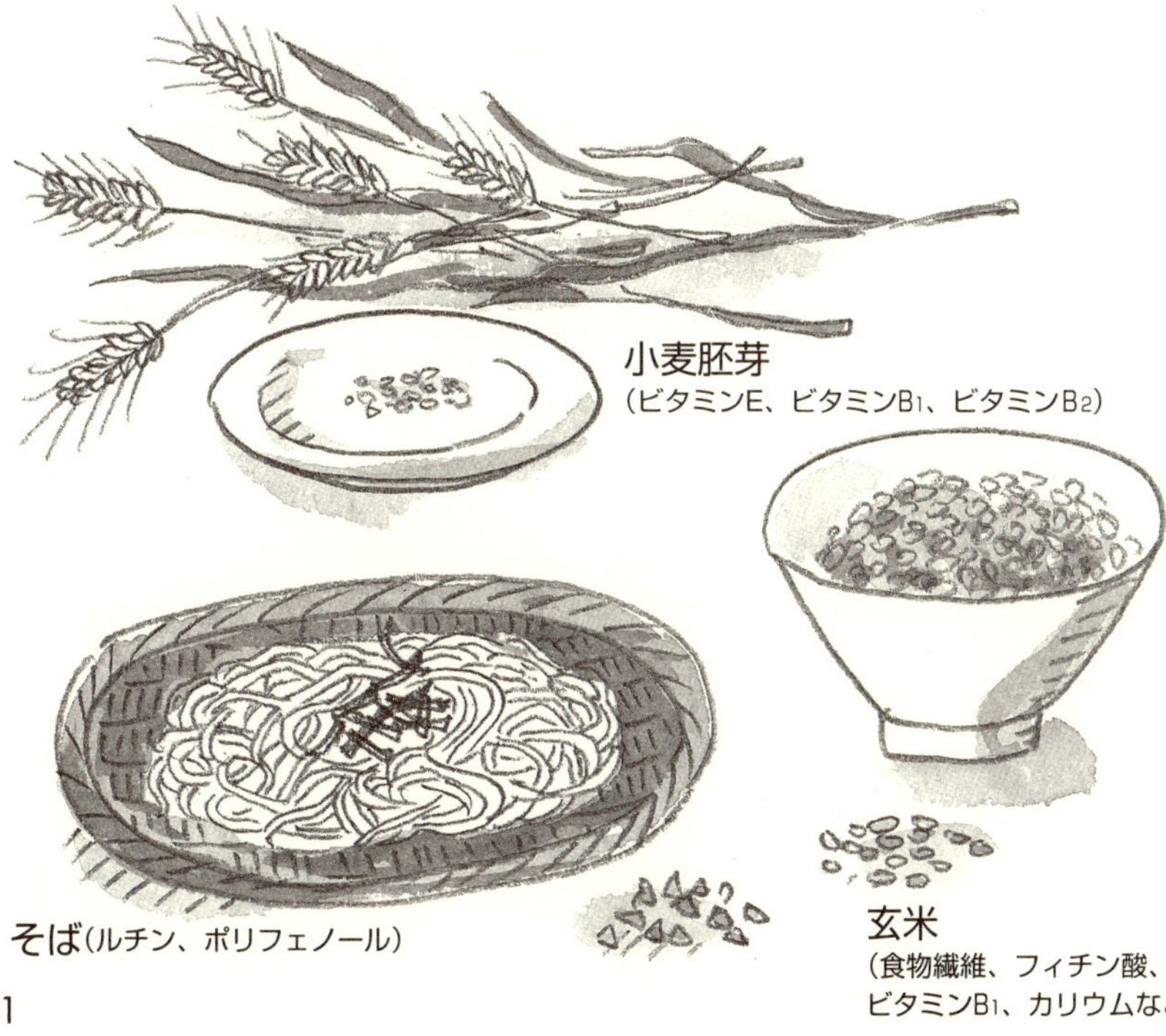

小麦胚芽
（ビタミンE、ビタミンB_1、ビタミンB_2）

玄米
（食物繊維、フィチン酸、ビタミンB_1、カリウムなど）

そば（ルチン、ポリフェノール）

◆そば

そばは「畑の牛肉」といわれる高たんぱく食品。体内で必須アミノ酸に変わるたんぱく質の構成比を示すアミノ酸価が、白米は65、小麦粉は44、大豆ですら86なのに対して、そば粉は92と圧倒的です。

また、そばには基礎体力をととのえるスレオニン、強肝作用のあるメチオニン、美しい肌を保つシスチン、白米には少ないトリプトファンや小麦粉に不足しているリジンも多く含まれています。

●ルチン……ルチンは、穀類ではそばにしかなく、しかも大量に含まれている。ビタミンPの一種で、毛細血管を強化し、血圧を降下する働きがある。心臓病や動脈硬化、高血圧の予防に。また、膵臓(すいぞう)を守り、インスリンの分泌をうながすため、糖尿病の予防と抑制にも役立つ。

●ポリフェノール……活性酵素を除去する働き。悪玉コレステロールの発生を防ぎ、血管を丈夫にする。とくに、そばポリフェノールは、脳の記憶細胞が死滅するのを防ぐ効果が高い。

野菜類

◆赤ピーマン

赤ピーマンの豊富なビタミンCは、調理してもそこなわれずにほとんど残存するため、解毒効果の高いビタミンCを大量にとることができます。

野菜の栄養は、セルロースという人間には消化できない硬い壁で守られているため、赤ピーマンの栄養を効果的にとるには、生よりも、調理したものを食べることがポイントとなります。

●ビタミンP……ルチン、ヘスペリジン、ケルセチン等の総称。3色のピーマンのなかでは、赤ピーマンにもっとも多く含まれる。ビタミンCと同じ水溶性で性質が近いため、調理のさい、熱と酸素からビタミンCを守っていると考えられる。ビタミンEと協力して活性酸素を抑制。また、毛細血管を強くする性質がある。

●ビタミンC……シミ、ソバカスの緩和。コラーゲンを作るときに役立つので、歯ぐきからの出血や鼻出血の予防に。

◆かぼちゃ

かぼちゃは、活性酸素からからだを守り、発ガン性物質の発生を予防するカロテンの宝庫です。

ほかにも食物繊維やビタミンA、日本人に不足しがちなビタミンB_1、B_2、肌のシミや風邪を予防するビタミンCを含んでいます。煮物、ドリア、スープ、サラダ、デザートとさまざまな調理法が楽しめます。

●β（ベータ）-カロテン……体内でビタミンAに変わり、肌や粘膜を丈夫にし、感染症に対する抵抗力をつ

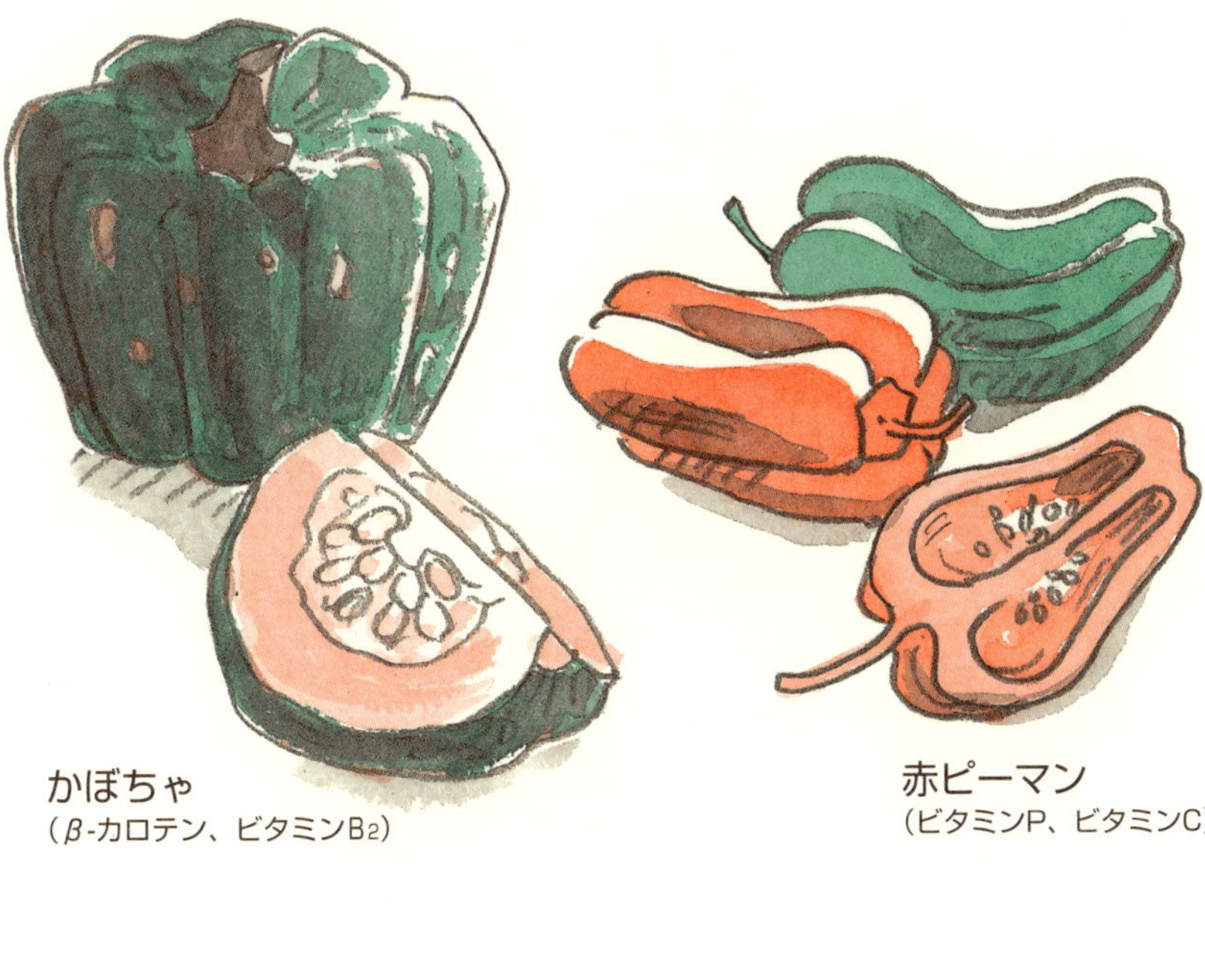

かぼちゃ
（β-カロテン、ビタミンB_2）

赤ピーマン
（ビタミンP、ビタミンC）

けるとともに、ガン予防・抑制にすぐれた効果を発揮。果肉だけでなく、わたの部分にも果肉の5倍のβ-カロテンが含まれている。

●ビタミンB_2……成長に欠かせない水溶性のビタミン。発育をうながし、過酸化脂質の生成を抑制。

◆キャベツ

キャベツは、ガン抑制効果のあるイソチオシアネートを含むアブラナ科野菜の代表。

キャベツに含まれているビタミンCは、芯に近い部分と外側に多く、栄養が均一でないので、せん切りなどでは外側と内側を混ぜて使うほうがよいでしょう。

●ビタミンK……血を止めるための止血ビタミン。とくに乳児はビタミンKを体内で生成できないため、母親がビタミンKをとって、母乳で補給することが大切。

●ビタミンU……アブラナ科野菜に豊富に含まれているビタミン様物質。胃壁表面の粘膜をふやして胃を守る働きがある。

また、細胞分裂やたんぱく合成を促進する作用があり、消化管粘膜の修復保護に働く。

◆小松菜

小松菜には、カロテン、鉄、ビタミンA、B_1、Cなどの栄養成分が豊富に含まれています。精神を安定させる効果があるカルシウムは、ほうれんそうの5倍、牛乳の3倍近くあります。

あくが少ないので、下ゆでは不要。煮もの、汁もの、鍋もの、漬けもの、炒めものなどに向き、強火で調理すれば、失われる栄養分は最小限にとどめられます。ビタミンAを効果的にとるには炒めものがおすすめ。カルシウム不足になると、脳がもっとも影響を受けるので、小松菜などでカルシウム補給を。

●**カルシウム**……イライラや記憶力の低下を防ぐ。痴呆（ボケ）やアルツハイマー病を予防する働きもある。とくに、虚弱体質、妊婦、授乳婦、老年期、骨や歯の弱い人、育ち盛りの子どもなどに。

◆**ごぼう**

ごぼうを好んで食べる民族は日本人だけだとか。ごぼうの栄養的特徴は、なんといっても食物繊維。野菜のなかでもトップクラスの含有量で、腸を掃除し、便通をよくする働きがあります。また、利尿効果のあることも知られており、からだがむくんでいるときにごぼうを食べると、からだのよけいな水分が尿になって排泄され、むくみがとれるといわれます。

●**食物繊維**……ガン予防、動脈硬化予防、便秘の

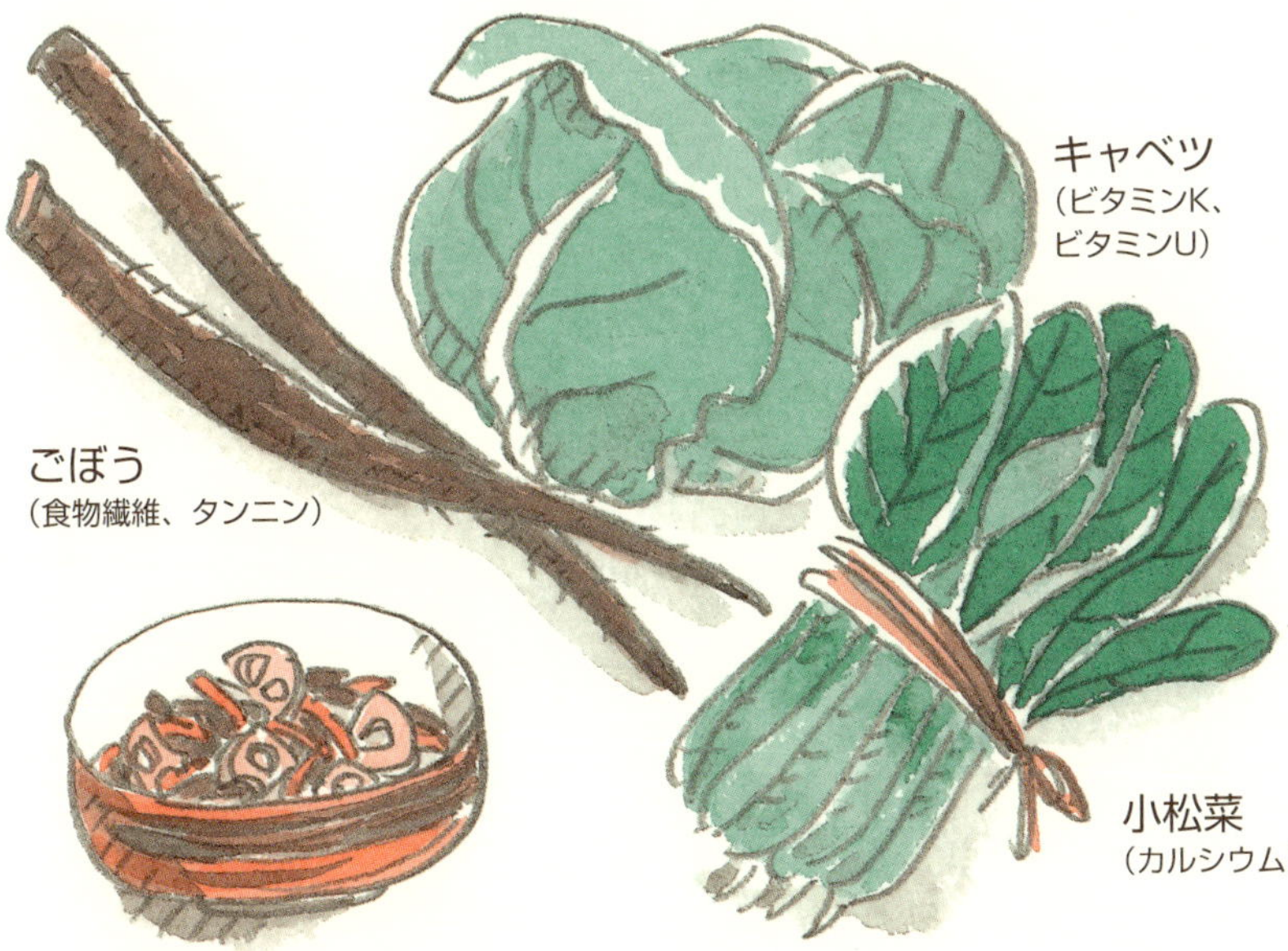
キャベツ
（ビタミンK、
ビタミンU）
ごぼう
（食物繊維、タンニン）
小松菜
（カルシウム）

解消。

●**タンニン**……抗菌・消炎作用があるので、かゆみ、痛みに効果的。

◆さつまいも

さつまいもは、ほかのいも類よりも水分が少なく、エネルギー量が大きいことが特徴。逆に、たんぱく質は、じゃがいもの3分の1、里いもの3分の2と少なく、脂肪もほとんどありません。

排泄をうながす作用の強い食物繊維のほかにカルシウムを多く含み、とくに皮部には肉質部の約5倍の濃度で含まれています。ビタミンCはじゃがいもと同程度に含まれていて、加熱調理しても破壊されにくいのも特徴です。

●**ヤラピン**……皮から5ミリほどのところに含まれている白い液状成分。食物繊維との相乗効果によって、便秘解消効果が高まると考えられている。

●**クロロゲン酸**……やはり皮の周辺に多く含まれている。活性酸素を除去する働きがあるので、ガンや生活習慣病、老化を防ぐ効果が。胃ガンの原因のひとつとみられるニトロソアミンの発生を抑える働きがある。

◆玉ねぎ

玉ねぎの糖質は、いま注目されるオリゴ糖。腸内で消化されにくいこの糖は、腸内ビフィズス菌のえさとなってその数をふやし、整腸作用を促進します。

また、熱に強く加熱しても成分がこわれにくい。さらに「血液サラサラ効果」のあるポリフェノールが含まれています。

●**硫化アリル**……香り・辛み成分。発汗作用、解熱作用、緩下作用があり、風邪の初期症状や冷え性、便秘などにも有効。また、ビタミンB_1の吸収を高め、新陳代謝をさかんにする働きがあるため、ビタミンB_1が豊富な食品といっしょに食べると、心身疲労やイライラ、不眠症、食欲不振などの解消に役立つ。

●ケルセチン……ポリフェノールのなかでも、とくに脂肪吸収阻害（抑制）効果が強く、体内の脂肪の排出をうながす働きをする。

◆トマト

トマトの真っ赤な色は、リコピンと呼ばれる色素。ガンや動脈硬化などの生活習慣病を予防する効果があることがわかってきました。手軽に多くのリコピンを摂取するには、トマトジュースを飲むことがたいへん有効です。

●ビタミンH……ビオチン。脂質や糖質、たんぱく質の代謝に働き、腸内細菌として活躍する乳酸菌などの発育を促進。脱毛やしらがの予防に効果

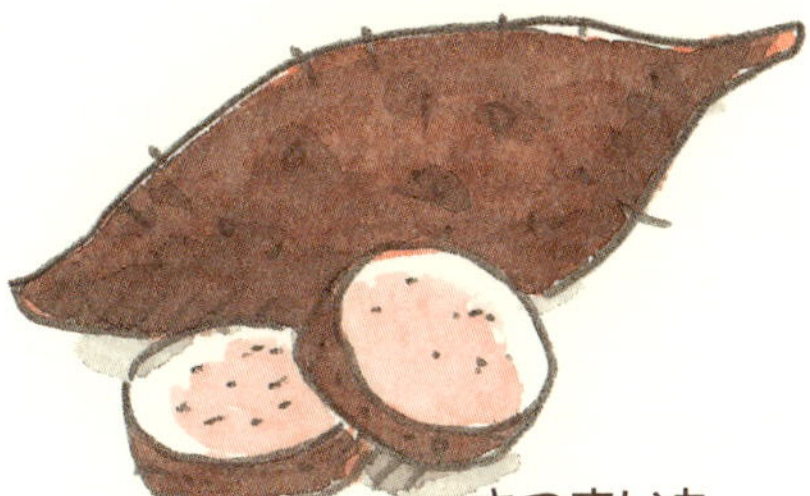

さつまいも
（ヤラピン、クロロゲン酸）

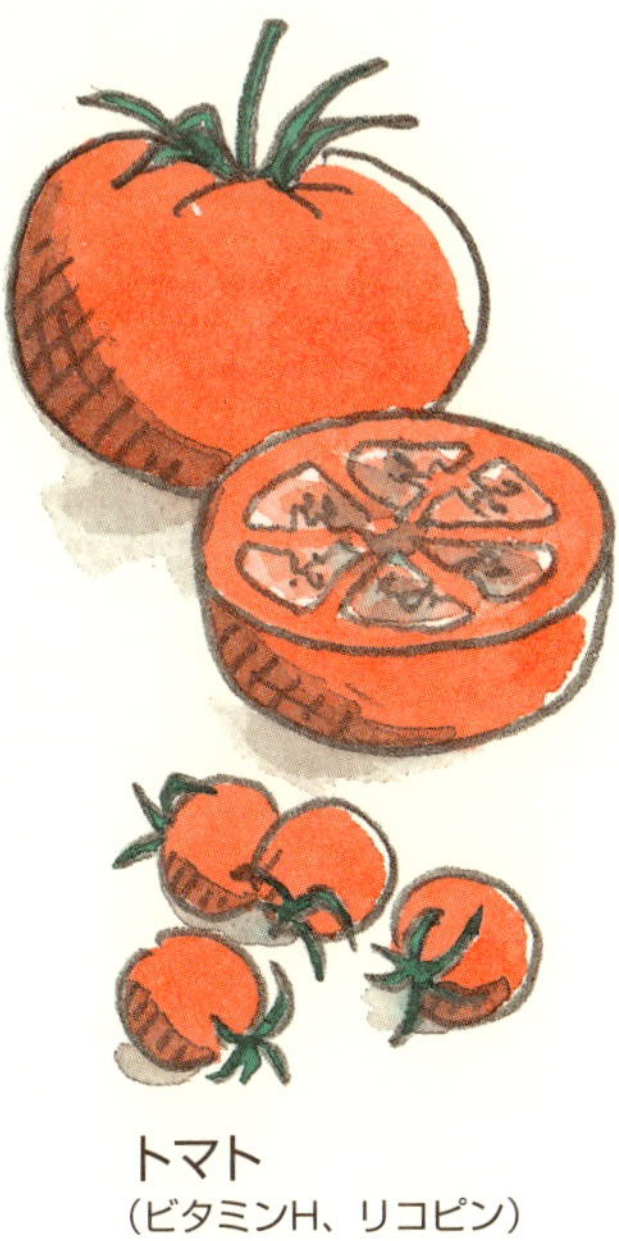

トマト
（ビタミンH、リコピン）

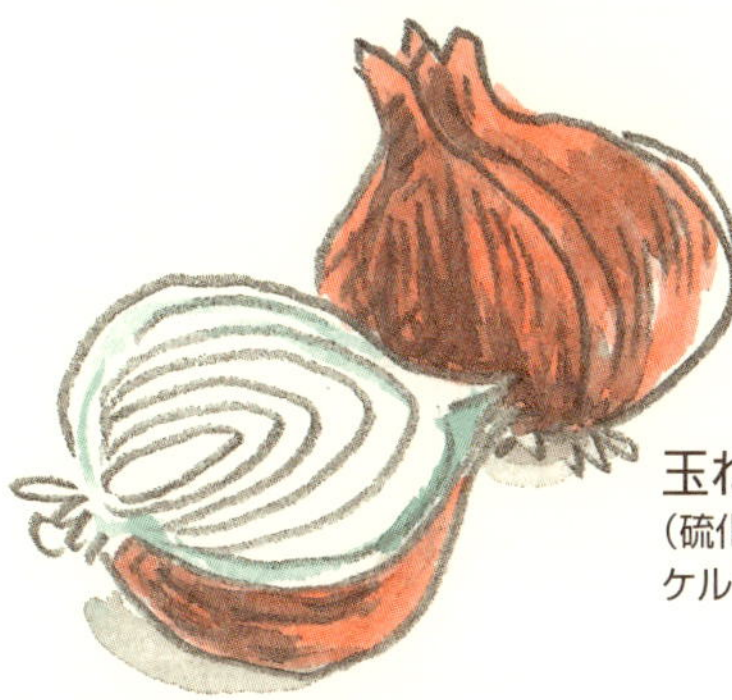

玉ねぎ
（硫化アリル、ケルセチン）

があるとも。

●**リコピン**……カロチノイドの一種。抗酸化作用。活性酸素や悪玉コレステロールを抑制する。

◆にがうり（ゴーヤー）

にがうりには、ビタミンCをはじめミネラルが多く含まれていて、夏バテ予防や食欲増進に効果があることが知られています。

最近になって注目されているのは、果皮に含まれている血糖値を下げる効果があるモモルデシンやチャランチンという成分。種子には、強い血糖値降下作用や精力増強作用をもつ成分、葉や茎には、解毒・鎮痛作用がある成分が含まれています。

にがうりのビタミンCは、炒めてもそこなわれないため、豆腐や卵などといっしょに炒めた沖縄料理の「ゴーヤーチャンプルー」がおすすめ。

●**苦み成分**……果皮に含まれるモモルデシン。血糖値や血圧を下げる効果、食欲増進作用や整腸作用。また、暑さで弱った胃を刺激するため、夏バテ防止にも。

●**ビタミンC**……レモンの2～3倍、キャベツの約4倍含まれている。紫外線によるシミ、ソバカスなどの予防に。

◆にら

にらには、ビタミンA、B_1、B_2、Cとともに、カルシウムがたっぷり含まれています。にら特有の匂いのもととなる硫化アリルは、消化を助け、ビタミンBの吸収を高める働きがあります。

緑が濃く、葉の先までピンとした新鮮なものを選びましょう。

●**硫化アリル**……ビタミンB_1の吸収を高める。自律神経を刺激して血行をよくし、新陳代謝を活発にする。

◆にんじん

にんじんは、ビタミンAの含有量が１５００マイクログラムと、野菜のなかではナンバーワン。

そのほかビタミンB_1、B_2、Cと、パントテン酸、葉酸を含み、食物繊維も２・７グラムと豊富です。また、コレステロールを低下させる働きがあることも明らかになっています。

●β-カロテン……とくに皮の部分に多く含まれている。皮膚や粘膜を丈夫にするので、風邪の予防に役立つ。ジュースにしたり、油を使って調理すると、より効果的に吸収される。

◆にんにく

にんにくに含まれるスルフィド類やアホエンなどの成分には、ガン予防効果があるとみられています。これらの成分は、調理法によって生成される量が異なります。

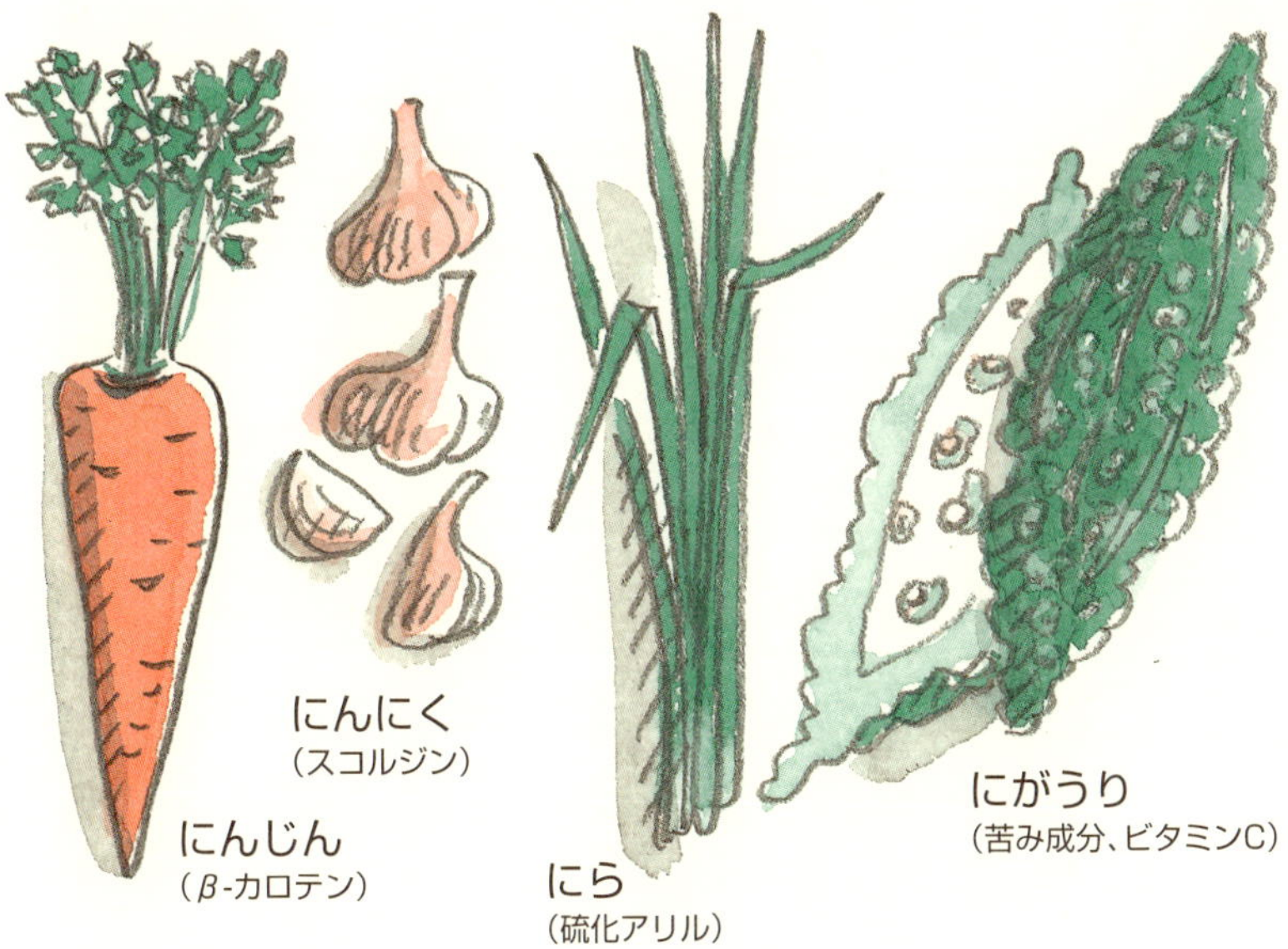

スルフィド類は、生にんにくの細胞中にあるアリシンという成分が、細胞が破壊されることで酵素と反応して作られます。

生成されたアリシンを効果的にとるには、スライスしたり、すりおろすなどして加熱する、油といっしょに炒める、しょうゆやアルコールなどに漬け込むなどの調理をすることが大切です。

●**スコルジニン**……酸化還元作用によって、細胞の代謝を促進する。また、末梢血管を拡張する作用やアレルギー疾患に対する効果、アレルゲンやその他の有害物質（毒素）を排出する働きがある。

◆白菜

白菜は、大根、豆腐とともに「養生三宝」として、精進料理にも欠かせない野菜。白菜の芯のあたりには、ビタミンC、カルシウム、鉄、カロテンなどが豊富に含まれています。

また、ガンの抑制作用のあるチオニンも含有。低カロリーなので、ダイエットにも効果的です。

●**チオニン**……抗菌性のたんぱく質。抗ガン作用。

◆パセリ

パセリには、人体に必要なビタミンやミネラルが多く含まれています。おもな成分は、カロテン、ビタミンC、ミネラル、食物繊維、鉄、カルシウム、カリウムなど。貧血の予防や利尿に効果があります。

●**精油成分**……アピオールなどの精油成分（香り成分）を多く含有。腎機能を活発にしたり、胃腸の働きをととのえたりするほか、食欲増進、利尿、発汗、疲労回復などの作用がある。食中毒や風邪の予防、口臭防止にも。

◆ブロッコリー

ブロッコリーには、ビタミンA、B_2、C、Eと、食物繊維、葉酸などが含まれています。さらに、ガン抑制効果のあるスルフォラファンを生成するイオウ化合物が、豊富に含まれているのも特徴です。

●ビタミンC……野菜のなかでは、ビタミンCの含有量がトップクラス。風邪の予防に効果的。

●スルフォラファン……抗酸化作用や解毒作用がある。熱に強いので、加熱する調理法でも十分吸収できる。

果物・種実類

◆アーモンド

アーモンドは、『旧約聖書』にも登場するほど古くから親しまれてきた食品です。

ミネラルをバランスよく含み、ビタミンEの含

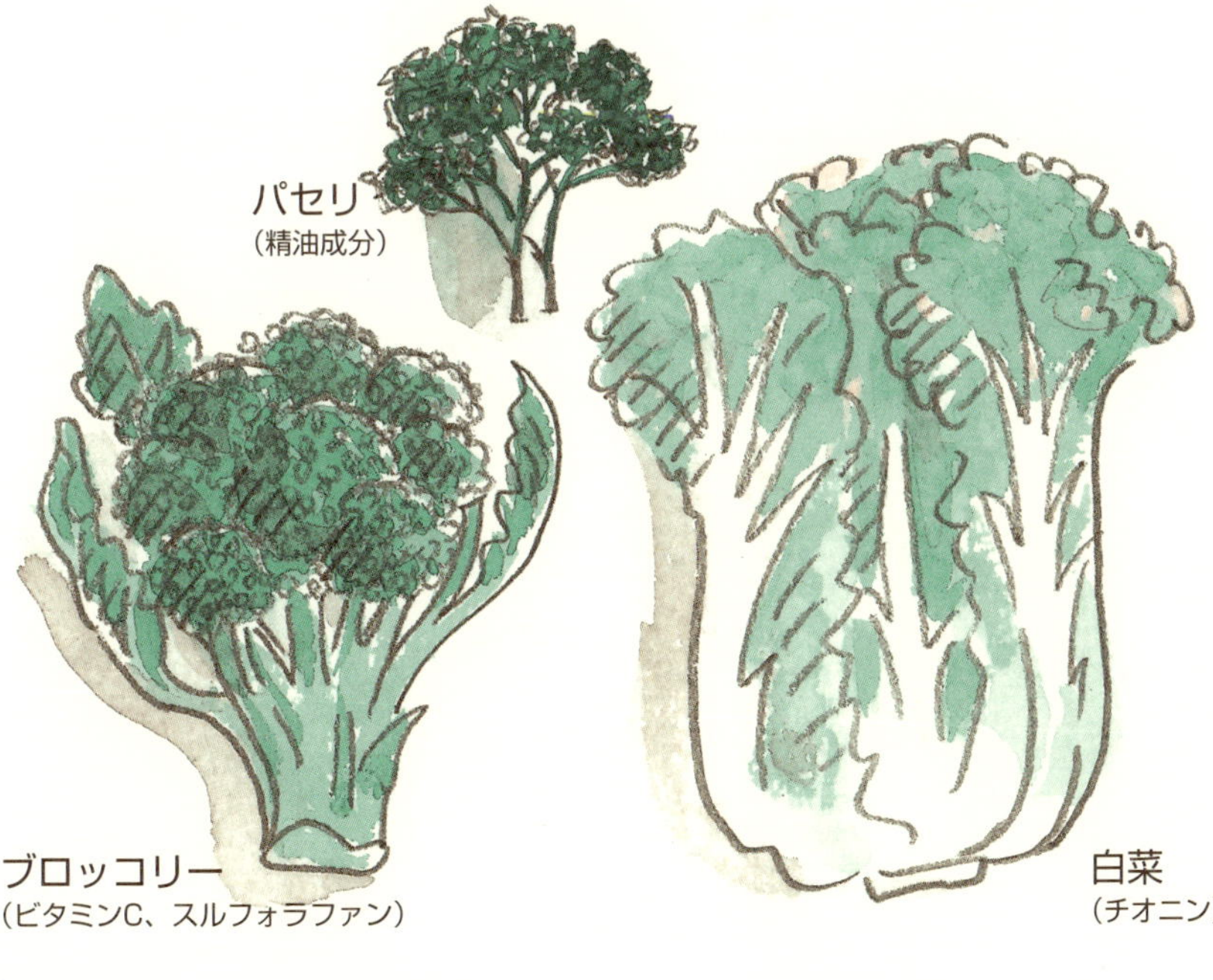
パセリ
(精油成分)
ブロッコリー
(ビタミンC、スルフォラファン)
白菜
(チオニン)

有量では、100グラムあたり約30ミリグラムと、全食品のなかでもナンバーワンクラス。

アーモンドの脂肪には、植物性のオレイン酸が多量に含まれているため、悪玉コレステロールを抑制する働きがあります。

●**ビタミンE**……若返りのビタミン。抗酸化作用があり、コレステロールの抑制、脳や体細胞の老化予防に効果。

◆キウイ

キウイの栄養の特徴は、みかんの約2倍もあるビタミンC。ほかにも、ビタミンE、カリウム、食物繊維が豊富で、美容や疲労回復にはうってつけの食品といえるでしょう。

●**ビタミンC**……果物のなかではいちばん多い。

●**ペクチン**……水溶性食物繊維。動脈硬化、高血圧、便秘の解消などに有効。

◆バナナ

バナナに含まれる糖質は、グルコース（ブドウ糖）、果糖、庶糖などと多様なため、エネルギー源としてすぐれています。

また、ビタミンCはりんごの4倍、ビタミンB_1やB_2、ナイアシンなどのビタミンB群も豊富。さらに、カリウムやマグネシウムも含まれています。

ビタミン、ミネラル、食物繊維たっぷりのすぐれたエネルギー源であるバナナは、毎日の食生活に取り入れたい健康食として最適です。

●**カリウム**……果物のなかでもカリウムの含有量はトップクラス。内臓機能の低下、食欲不振、筋肉疲労やだるさの予防・改善に効果がある。

●**セロトニン**……脳の感情コントロールにかかわる神経伝達物質。不足すると「キレる」原因になるといわれる。

◆ゆず

ゆずの果汁には、抗酸化作用をもつビタミンCやフラボノイド、苦み成分のリモノイドが含まれており、これらの働きによってコレステロールを下げ、ガンやウイルスを抑制します。

●**クエン酸**……疲労物質である乳酸の分解をうながす。疲労回復効果。

●**ポリフェノール類**……果皮や種子に含まれるヘスペリジンやリモノイドなどの生理活性物質。抗酸化作用がある。

◆レモン

レモンの成分としては、ビタミンCがよく知られていますが、最近注目されているのは、あの酸っぱさのもと、クエン酸の働きです。

ほかのかんきつ類には含まれていないレモン特有の成分にも注目が集まっています。

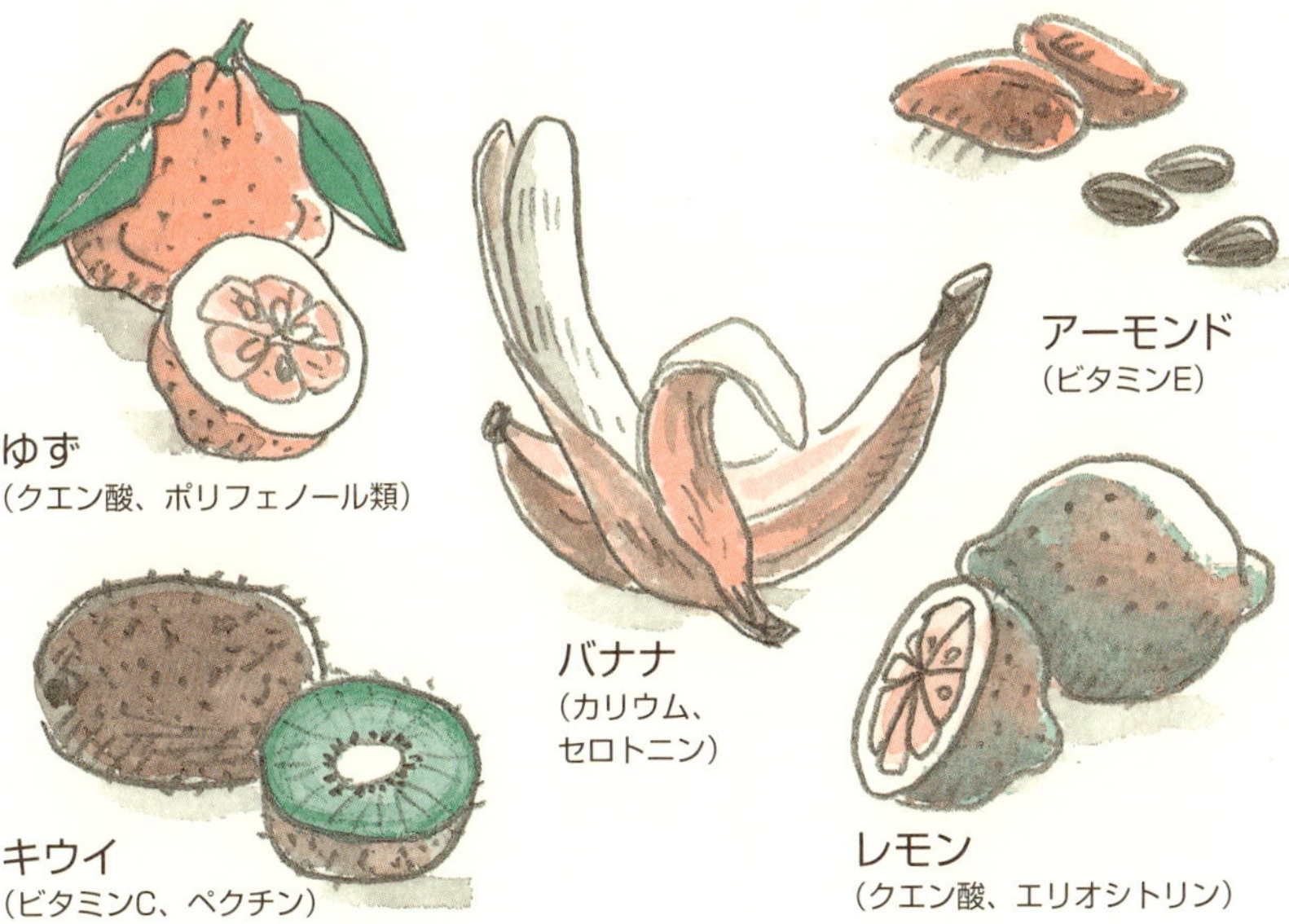

●クエン酸……カルシウムなどのミネラル分を包み込む形で結合させるキレート作用をもつ。カルシウムを溶けやすくする働きがあり、からだにカルシウムを吸収しやすい形に変える効果がある。

●エリオシトリン……果実に含まれる抗酸化成分。フラボノイド類の一成分で、オレンジ、グレープフルーツなどほかのかんきつ類にはほとんど含まれていない、レモンやライム特有の成分。

ビタミンCとあわせて、糖尿病合併症の予防効果が期待される。

魚介類

◆いわし

いわしは、DHA、EPA、カルシウム、セレン、ビタミンD、Eのほかに、鉄、亜鉛、タウリンなどを含み、総合的に免疫力を高めてくれる健康食品として脚光を浴びています。

骨粗鬆症(こつそしょうしょう)や骨軟化病を予防し、イライラを解消するカルシウムは、ビタミンDを同時に摂取することで吸収率が高まります。

真いわしのビタミンD含有率は魚介類中でも一番。骨ごと頭から食べられる丸干しには、生のいわしの約20倍のカルシウムが含まれ、50グラムで成人女性の1日に必要な量が摂取できます。

●DHA、EPA……含有量は魚類のなかではトップクラス。脳卒中、動脈硬化、肥満の原因となる中性脂肪を減少させ、血栓を予防する働きがある。悪玉コレステロールを減らし、善玉コレステロールは減らさないという働きがある。

●たんぱく質……皮膚、骨、筋肉、毛髪、血液などの構成成分となるほか、酵素、ペプチドホルモン、神経伝達物質などを作る。

●カルシウム……骨粗鬆症の予防。

●ビタミンD……カルシウムの吸収を助ける。

◆うなぎ

うなぎの蒲焼き一人前で、1日に必要なビタミンAがまかなえます。ほかにも、ビタミンB_1、B_2、Eと、EPAなどを含んでいます。

ただし、中国産の冷凍うなぎから、日本ではうなぎへの使用が許可されていないエンロフロキサシンという合成抗菌剤が検出されたこともあります。できるだけ生産者がはっきりしている、国内産の安全なものを選びましょう。

●**ビタミンA**……強い抗酸化作用をもつ。皮膚や粘膜を健康に保ち、夜盲症を防止し、カロテンの吸収を助ける。

●**ビタミンE**……ホルモンのバランスをコントロール。不妊症、早産、自律神経失調症の予防、ニキビやシミ、ソバカス、肌荒れに効果。

●**DHA**……目や脳の働きを活発にする。

●**EPA**……血管を丈夫にする働きがある。

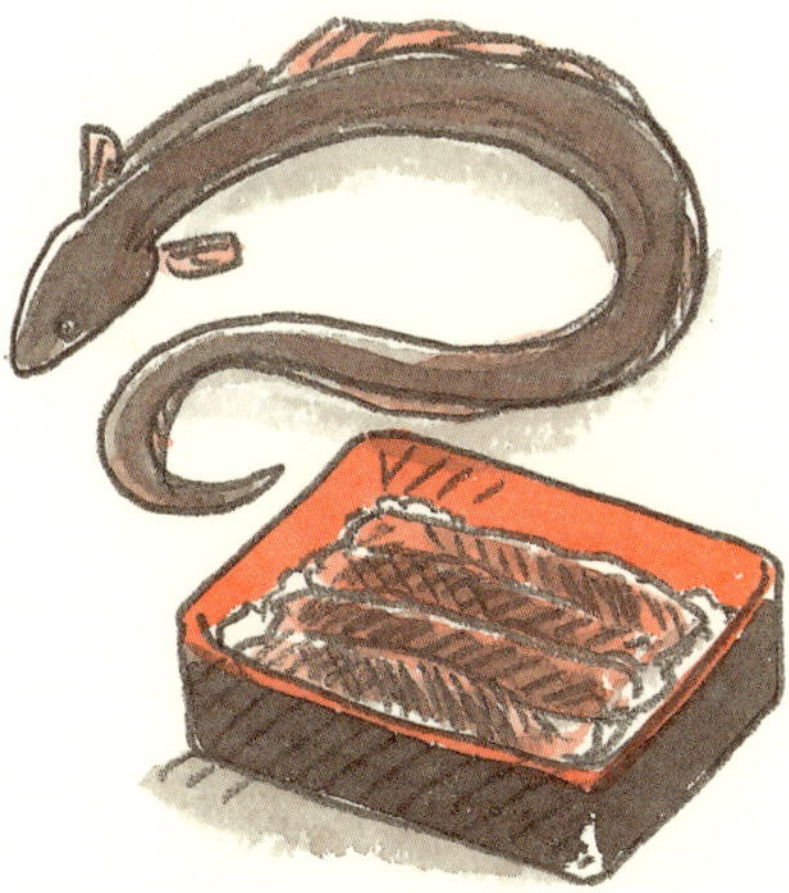

うなぎ
（ビタミンA、ビタミンE、DHA、EPA）

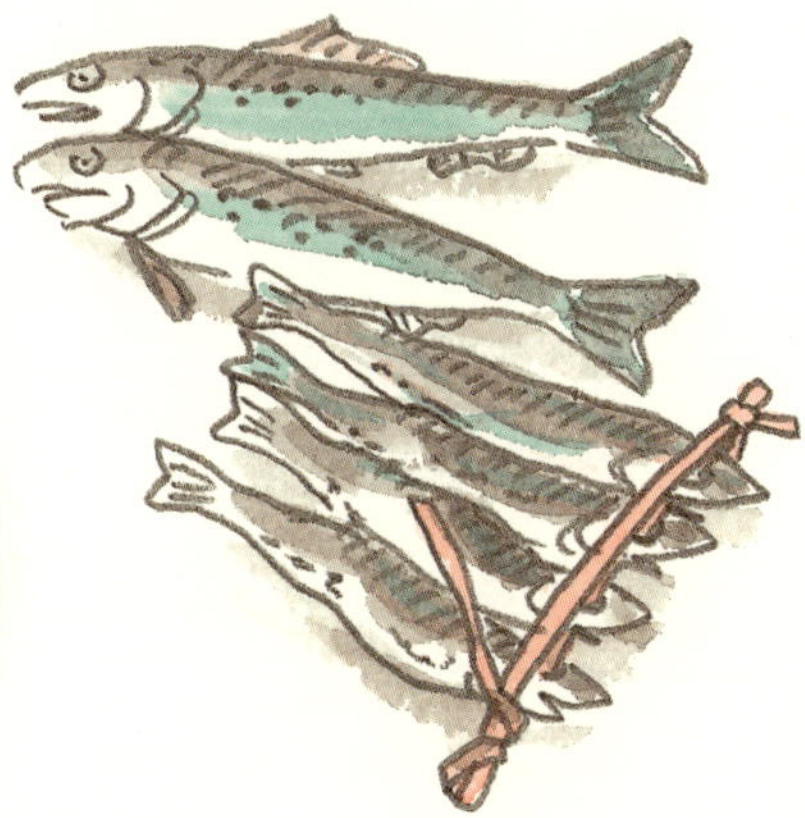

いわし
（DHA、EPA、たんぱく質、カルシウム、ビタミンD）

◆かき

「海のミルク」ともいわれるかきには、ビタミンA、Cをはじめ10種類以上のビタミン類のほか、カルシウム、カリウムなど、およそわたしたちが必要とするほとんどすべてのミネラル類が含まれています。

とくに、注目されているのが、タウリンとグリコーゲンといわれる成分。さらに、コバルトというミネラルを含んでいるので、貧血予防の効果があります。また、アルカリ性食品なので、健康維持にも効果的です。

●**タウリン**……貝類などのヌルヌルしたものに多く含まれているアミノ酸成分。フランスの医学会で、かきに含まれるタウリンにガンを予防する効果が確認されている。

●**グリコーゲン**……消化吸収率の高い良質の糖質で、肝臓や筋肉に蓄えられる。生命を維持し、若さを保つエネルギー源。

●**亜鉛**……新陳代謝を活発にし、肌荒れを予防。また、男性には男性ホルモンの分泌を促進させ、生殖能力の低下を防ぐ効果がある。

●**鉄**……貧血の予防や保温効果があるため、冷え性などに効果的。

◆かに

かには、非常に低カロリーで、良質のたんぱく質が豊富に含まれている食品です。肝臓の解毒機能を強化するタウリン、血行をよくするナイアシンを多く含んでいます。

また、カルシウムも含まれ、味覚や嗅覚異常を予防する亜鉛をはじめ、鉄の吸収を助けて貧血を予防する銅の含有量も豊富。

●**タウリン**……たんぱく質を構成するアミノ酸の一種。ストレスを解消し、血圧の上昇を抑えて脳卒中を予防する効果や、肝臓に溜まった中性脂肪を排出する働きがある。

●**ナイアシン**……糖質、脂質の代謝に働き、血行をよくする。

◆ほたて

ほたてには、たんぱく質、脂肪、カルシウム、ビタミン、糖質、鉄、リンのほかに、「心臓と神経のビタミン」と呼ばれるビタミンB_1と、目や脳の発達を助け、コレステロールを減らす効果のあるタウリンも含まれています。

低脂肪で消化もよく、動脈硬化防止にもつながる健康食品です。

●**タウリン**……視力低下、肩こり、めまい、頭痛、糖尿病などの予防。疲労回復、視力回復、血圧の正常化。

●**ビタミンB_1**……神経や心臓の働きを助け、疲労

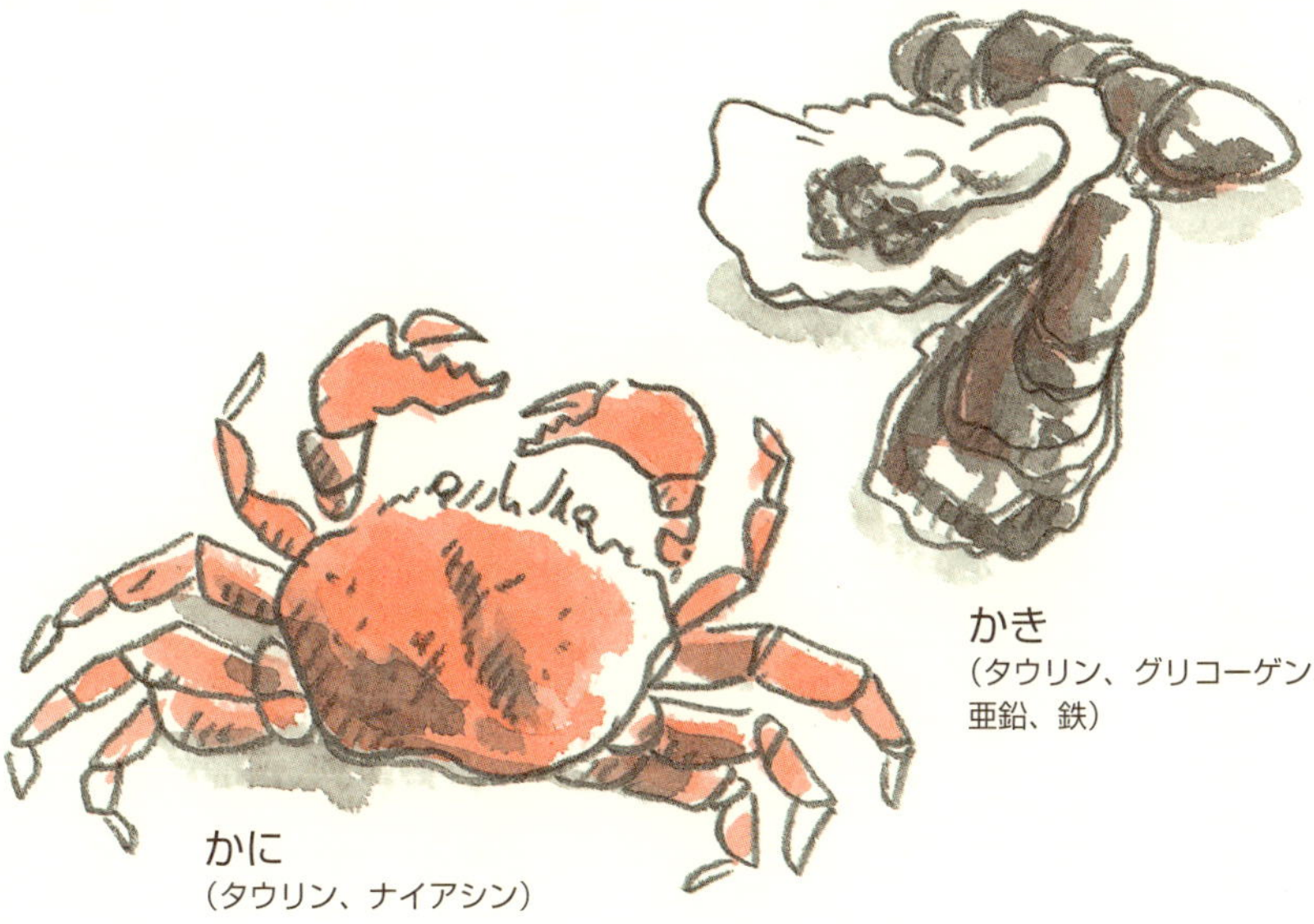

かき
(タウリン、グリコーゲン、亜鉛、鉄)

かに
(タウリン、ナイアシン)

回復に。

●**うまみ成分**……グリシン、アラニン、グルタミン酸、イノシン酸など。免疫機能を高める。

◆わかさぎ

わかさぎの栄養の特徴は、カルシウム含有量が豊富なこと。生わかさぎで100グラムあたり750ミリグラム、わかさぎの佃煮には100グラムあたり1000ミリグラムも含まれています。これは、牛乳の約10倍、木綿豆腐や納豆の約9倍にあたります。

骨ごと食べられるのでカルシウムの供給源として、育ち盛りの子どもやお年寄りにもおすすめです。カルシウムの吸収を助ける有機酸を含んだ梅干しなどといっしょにとると、より効果が高まります。

●**カルシウム**……細胞内に入り、酵素と結びついて細胞を活性化させ、免疫力を高める。骨を作る。

◆わかめ

わかめはノンカロリーのアルカリ性食品。新陳代謝をよくするヨードやカルシウムがたっぷりの健康食品で、ミネラルの補給にもぴったりです。

酸性になりがちな現代人の食生活のなかで、血液を正常なアルカリ性に保ち、育ち盛りの子どもの骨や歯を丈夫にするためには欠かせません。ぜひ常備してほしい食品のひとつです。

●**ヨード**……大脳全体の血圧を安定した状態に保つ。

●**カルシウム**……からだの酸化を防ぎ、イライラを解消。ヨードとカルシウムは「天然自然の精神安定剤」と呼ばれる。

●**ビタミンA**……目の乾燥感の緩和や夜盲症などに効果がある。

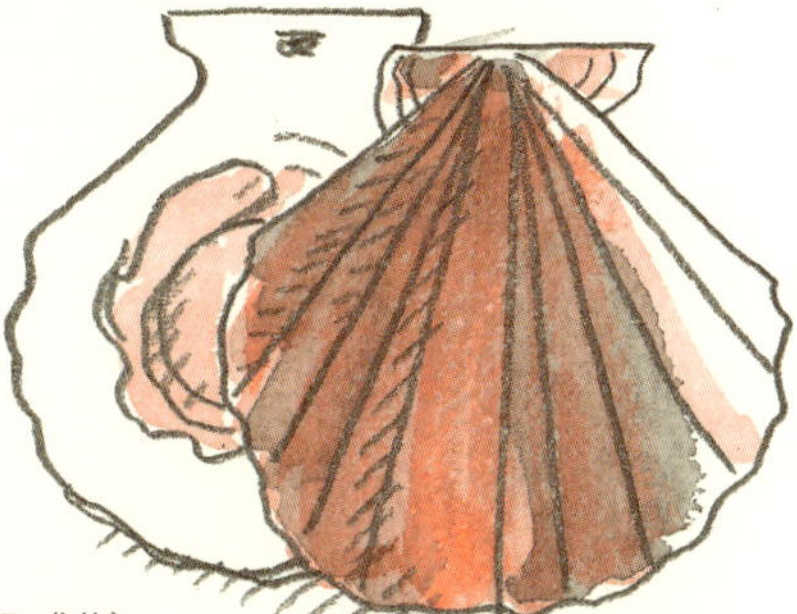

ほたて
（タウリン、ビタミンB_1、うまみ成分）

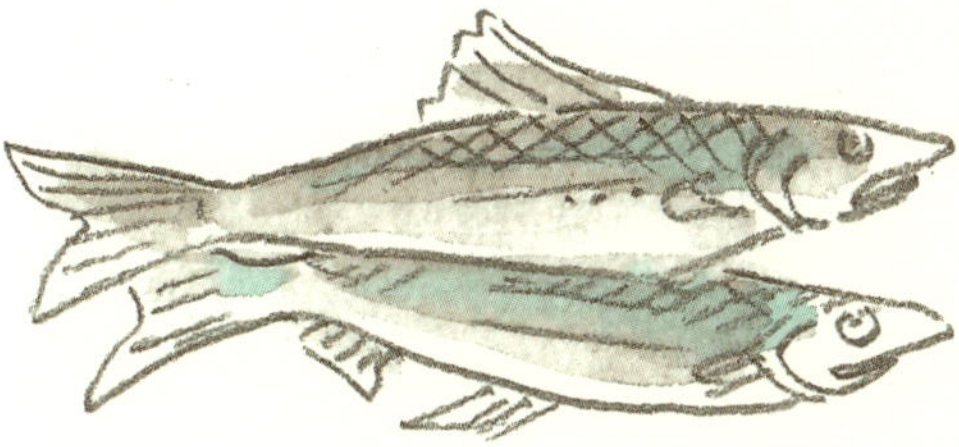
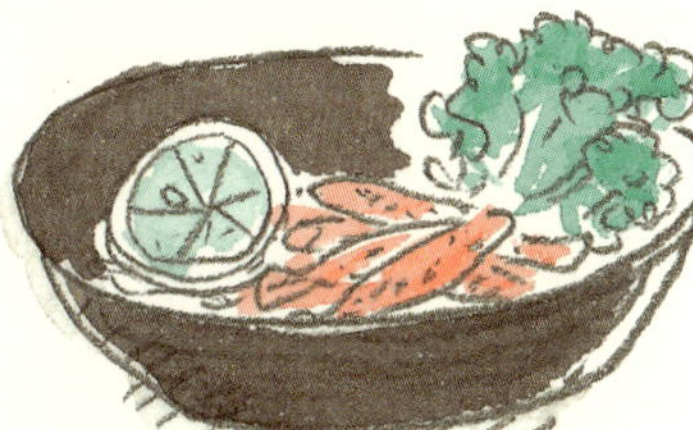

わかさぎ（カルシウム）

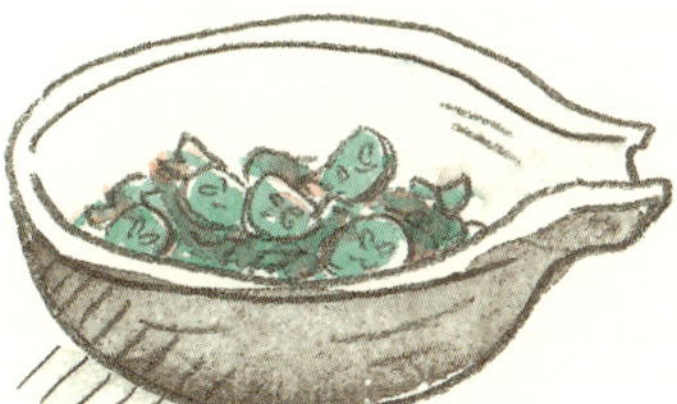
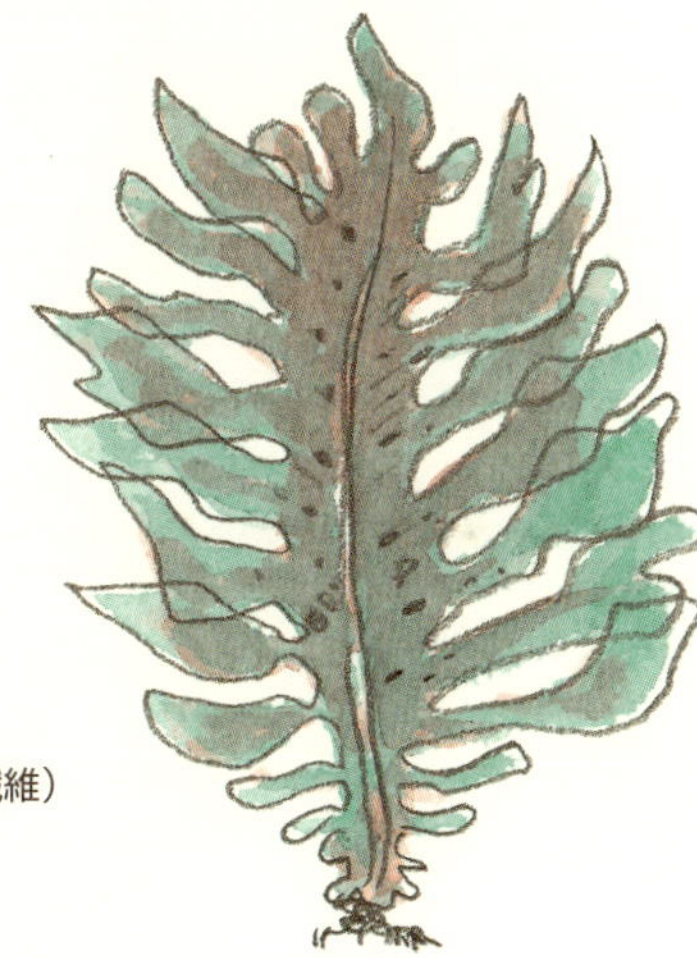

わかめ
（ヨード、カルシウム、ビタミンA、食物繊維）

●**食物繊維**……野菜、果物よりも多く、コレステロールを正常値に保つ。

レバー・卵・乳製品

◆レバー

貧血に効く食べものとして、すぐに思い浮かぶのがレバー。代表的なレバーには牛、豚、鶏がありますが、栄養的には大差なく、いずれも良質のたんぱく質、脂質、抗酸化力の強いビタミンA、B_1、B_2などのほかに、鉄も豊富で、動物性食品には少ないビタミンCも多量に含まれています。

レバーの鉄は吸収率の高いヘム鉄。しかも、造血に不可欠なビタミンB_{12}や銅も多いため、胃腸や肝臓の障害によって起こる悪性貧血にも効果があるといわれています。

●**ビタミンA**……含有量はにんじんの約10倍。

●**鉄**……含有量はほうれんそうの5倍。赤血球を作るのに必要な栄養素で、造血作用がある。

◆卵黄

卵黄のおもな成分は、カルシウム、鉄、〝毒消し〟作用のあるビタミンA、B_1、B_2など。とくに重要な成分が、リン脂質のコリンとレシチンです。

コリンは、脳での記憶や学習に深いかかわりをもつ神経伝達物質であるアセチルコリンのもと。卵はすべての食品のなかで、もっともコリンの含有量が多い食品です。

●**コリン**……皮膚の老化防止、不要な脂肪の蓄積防止、血圧の正常化などの効果。

●**レシチン**……コレステロールを溶かし、細胞中の老廃物を血管のなかに溶かし込んで、血行をよくする。動脈硬化の防止。

◆チーズ

チーズにはカルシウムが牛乳の約5倍も含まれており、体内への吸収率も50パーセントと圧倒的に高い食品です。プロセスチーズ1個（約25グラム）には、めざし7尾分のカルシウムが含まれています。お酒を飲む前にチーズを食べておくと、チーズのたんぱく質が胃壁に膜を作り、アルコールの刺激から胃を守ってくれます。

また、二日酔いのもととなるアセトアルデヒドをチーズの成分が根こそぎ分解。さらに、赤ワインをいっしょにとれば、ポリフェノールが脂肪分の吸収を抑えてくれます。

●カゼインホスホペプチド……牛乳たんぱく質分解酵素によって得られ、カルシウムの吸収率を高める。さらに、カゼインリンたんぱく質と鉄結合ラクトフェリンが体内の白血球を補助し、ガン細胞を抑制する働きがある。

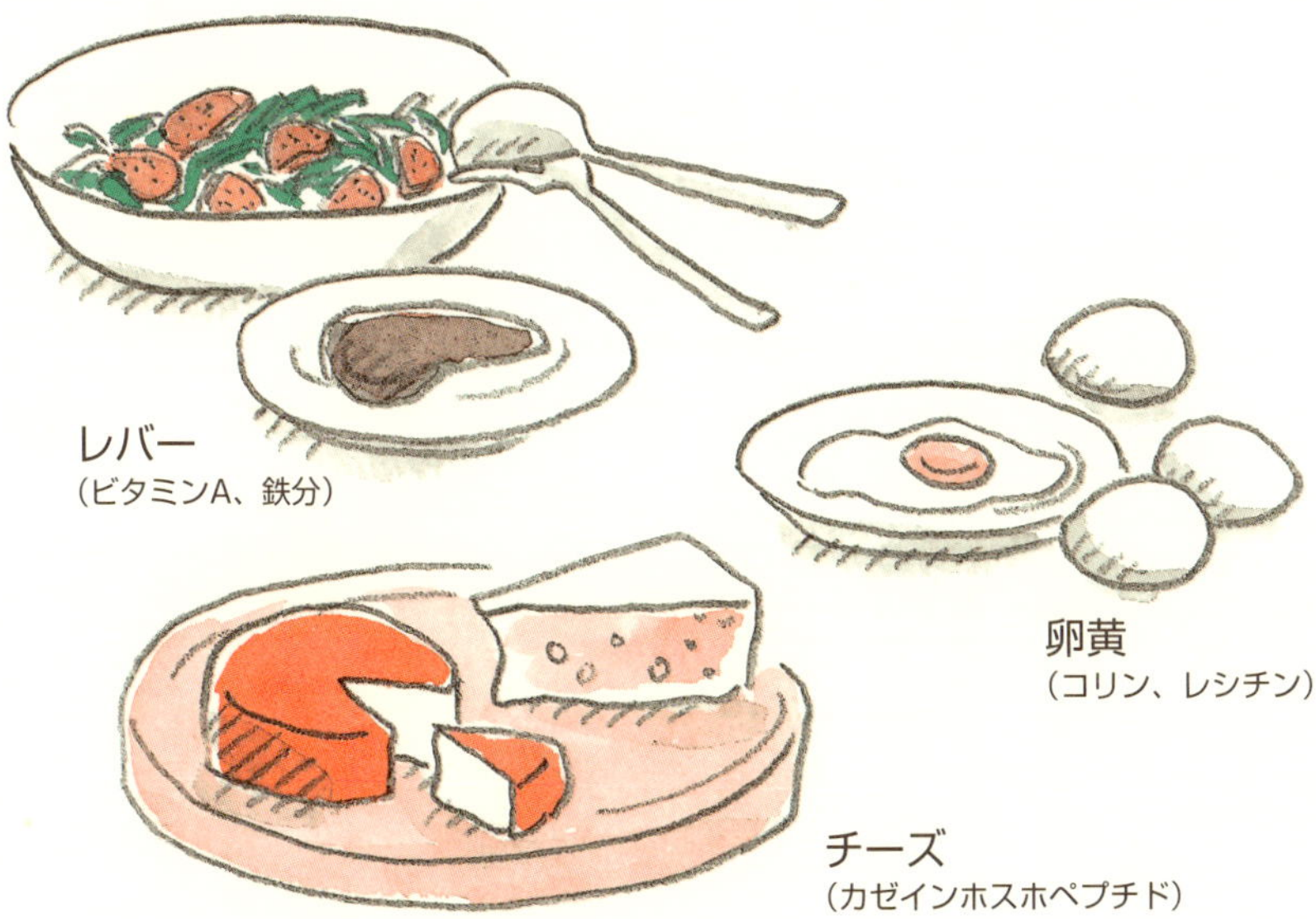
レバー
（ビタミンA、鉄分）
卵黄
（コリン、レシチン）
チーズ
（カゼインホスホペプチド）

◆ヨーグルト

ヨーグルトは、乳酸菌が出す酸を利用して、乳のたんぱく質を固めたもの。乳の栄養と乳酸菌を豊富に含んだ食品です。カルシウムも100グラムあたり110ミリグラムと豊富。

牛乳を飲むとおなかがゴロゴロするのは、牛乳に含まれる乳糖を消化しにくい体質の人に起きる現象ですが、ヨーグルトなら大丈夫。ヨーグルトは乳酸菌により分解されているため、それが起こりにくいのです。

ヨーグルトにフルーツを混ぜるなどして、ビタミンCや食物繊維といっしょにとると、さらに栄養のバランスがよくなります。

●**乳酸菌**……悪玉コレステロールを吸着し、腸で吸収される前に体外へ排出。その結果、血液中によけいなコレステロールが流れ出るのを防ぐ働きがある。

乾燥豆・大豆製品

◆大豆

豆腐、納豆、みそ、しょうゆ、煮豆など、日本型食生活に不可欠な食品の原料としておなじみの大豆。

最近とくに注目を浴びているのが、抗酸化作用をもつペプチド類や大豆サポニン。サポニンは、苦みなどの風味に影響を及ぼす成分で、イソフラボンと同様に、ガン細胞の増殖を抑制する機能が知られています。

●**大豆サポニン**……ブドウ糖が中性脂肪に変化するのを抑え、消化管からの脂肪の吸収を抑える。長期間常食することで、腸管表面の組織が変化して、肥満体質が改善されるといわれている。脳血管障害、動脈硬化などの予防に。

●**イソフラボン**……エストロゲン（女性ホルモン）

の働きを補うことができるので、更年期障害や骨粗鬆症（こつそしょうしょう）の予防に。

◆**納豆**

納豆は以下の食材との食べ合わせにより、さらに抗酸化作用が高まります。

にんにく納豆は、アリシンが補強されてガンの予防に、また、セレンが補強されて活性酸素を除去します。

きなこ納豆は、ダブルイソフラボン効果で活性酸素を除去し、ガンの予防、抑制に。かぼちゃ納豆や小松菜納豆は、ビタミンA（カロテン）が皮膚細胞、粘膜を強化し、ガンの予防、抑制に役立ちます。

●**ポリグルタミン酸**……納豆のネバネバ成分。多くのマイナスイオンの働きによる、カルシウムをはじめとしたミネラルの吸収促進効果。

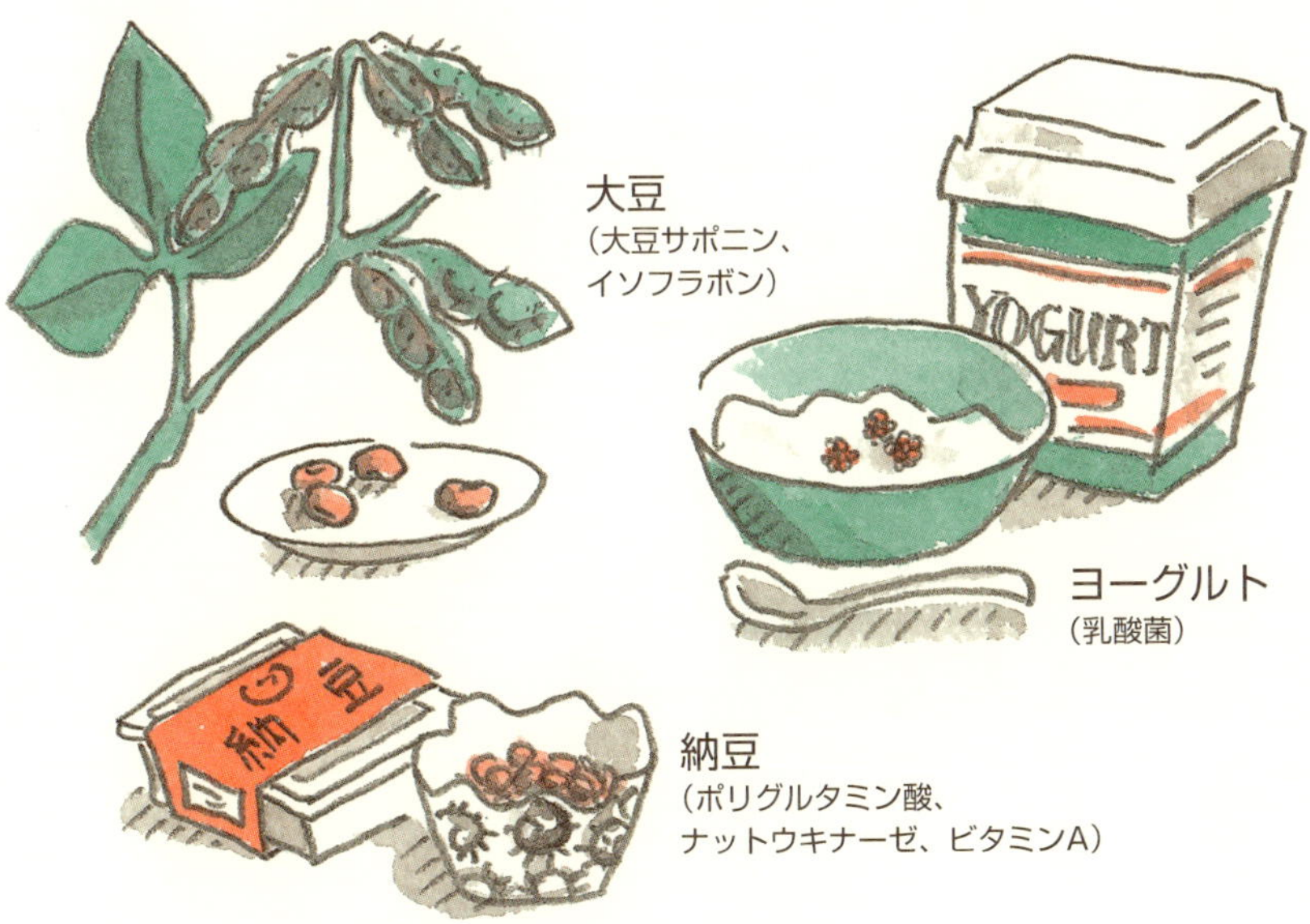
大豆
（大豆サポニン、
イソフラボン）
YOGURT
ヨーグルト
（乳酸菌）
納豆
納豆
（ポリグルタミン酸、
ナットウキナーゼ、ビタミンA）

●ナットウキナーゼ……血栓を溶かし、血のめぐりをよくする働きがあり、心筋梗塞（こうそく）や脳梗塞などを予防。

●ビタミンA……骨や歯の形成を助け、脂肪の貯蓄を促進。風邪やインフルエンザを予防し、粘膜の感染からからだを守る。

◆みそ

みそ汁を飲む頻度の高い人ほど、胃炎や胃潰瘍（かいよう）、十二指腸潰瘍などが少なく、胃ガンによる死亡率は低いという報告があります。

みその成分中には、肝臓ガンや乳ガンの発生を抑える作用があり、ビタミンEやダイゼイン、サポニン、褐色色素などには、体内の酸化を防止する作用があります。

●たんぱく質……コレステロールの低下、血管の弾力性保持、脳卒中防止。

●ビタミンB_2……体内の酸化還元を促進。

●ビタミンB_{12}……造血作用、神経疲労防止。

●ビタミンE……過酸化脂質の生成防止、老化防止。

●サポニン……過酸化脂質の生成防止、血中コレステロール等の低下、動脈硬化の防止、肝障害の防止。

●イソフラボン……酸化防止、肩こりの解消、抗変異原性、乳ガン予防。

●レシチン……コレステロールの低下、動脈硬化の予防、ボケ防止。

●プロスタグラディンE……高血圧の防止。

●コリン……脂肪肝の防止、老化防止。

●褐色色素メラノイジン……過酸化脂質の生成防止、老化防止。

●食物繊維……コレステロール値の低下、大腸ガンの予防。

嗜好飲料・調味料類

◆赤ワイン

血液サラサラ効果があるポリフェノールを含む食品として、一躍脚光を浴びた赤ワイン。赤色色素のアントシアンをはじめとするポリフェノール類は、ビタミンCなどの水溶性抗酸化物と同じように、コレステロールの酸化活性を抑制することが判明しました。

また、赤ワインは銅の含有量が多く、これが動脈硬化予防と関係するのではないかという仮説も検討されています。

●ポリフェノール類……ブドウの皮の部分などに含まれる、植物が光合成を行うときにできる赤や紫、緑や黄色などの色素成分の総称。制ガン作用、抗腫瘍（しゅよう）作用、抗酸化作用、抗菌作用、血中コレステロール抑制作用など。

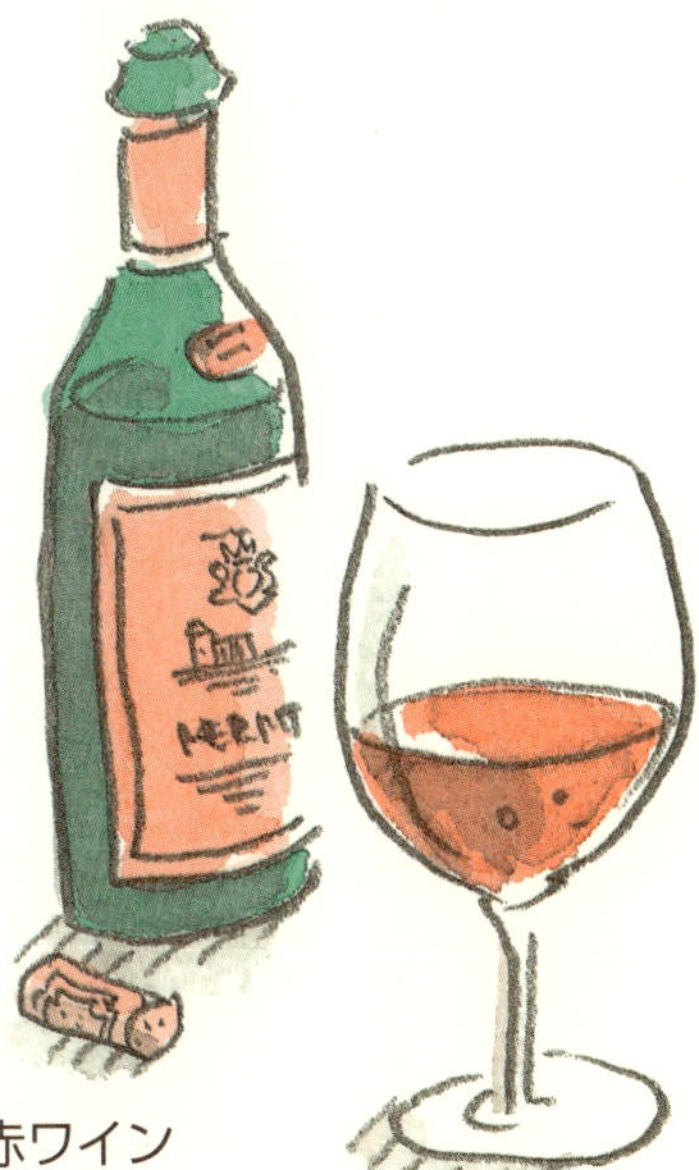

赤ワイン
（ポリフェノール類）

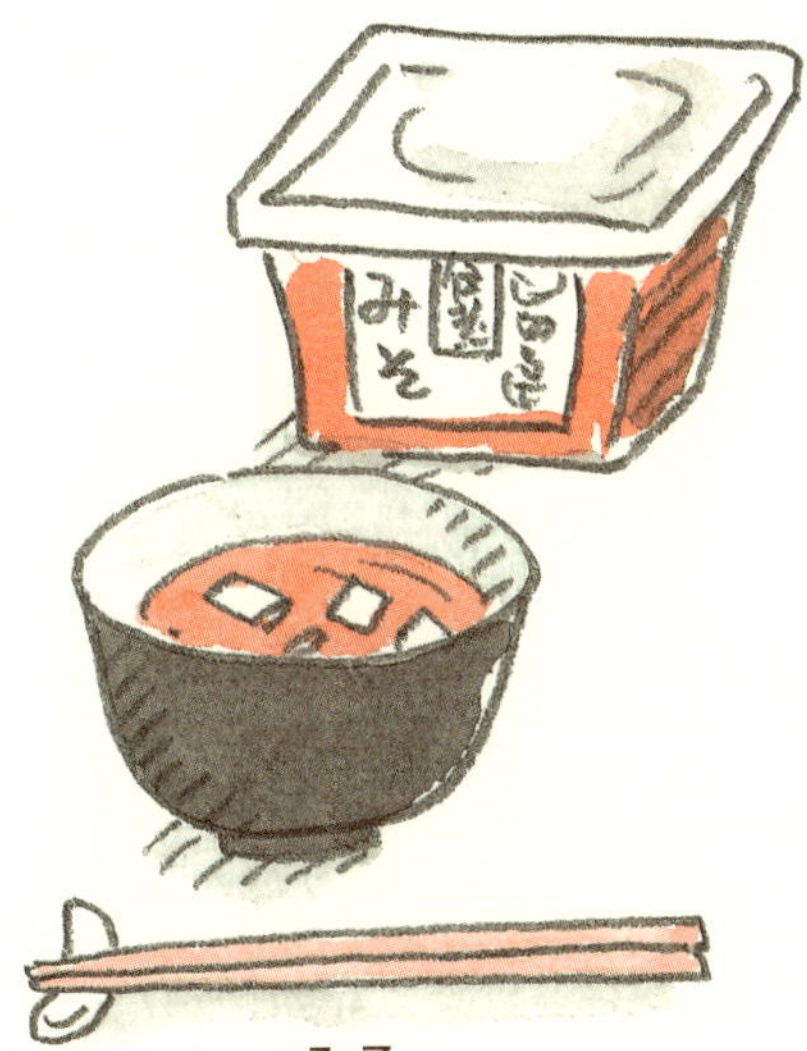

みそ
（たんぱく質、ビタミンB2、ビタミンB12、ビタミンEなど）

◆黒酢

玄米などの自然原料だけで醸造された黒酢は、栄養に富んだ食品。8種類の必須アミノ酸はもちろん、天然アミノ酸も20種類近くにのぼります。

また、黒酢にはクエン酸、リンゴ酸、コハク酸、乳酸、グリコン酸、酒石酸、酢酸など16種類もの有機酸が含まれ、からだに疲労を蓄積する乳酸をすみやかに取り除いてくれます。ビタミンや10種類の必須ミネラルも含まれています。

●酢酸……酢の主成分。血圧上昇を抑える効果。腸の蠕動(ぜんどう)運動を促進させる。疲労回復のほか、カルシウムを効率的に吸収させる作用もある。

●クエン酸……体内に吸収した栄養素をエネルギーに変え、老廃物を排泄する効果。

◆ごま油

ごま油の特徴は、非常に酸化しにくく、日もちすることです。その秘密は、ゴマリグナンと呼ばれる抗酸化成分。ゴマリグナンにもっとも多く含まれるセサミンは、肝臓の活性酸素を取り除き、肝機能を高める効果があります。

また、ゴマリグナンの成分のひとつであるセサモリンは、ごま油の製造工程でより強い抗酸化作用を発揮するセサモールやセサミノールに変わるだけでなく、加熱調理中にもセサモールに変わることがあります。

ごま油はゴマリグナンを効果的にとるためにおすすめ。インドなどでは、ごま油をからだに塗ることによって体温の発散を助け、皮膚からリノール酸を栄養素として吸収し、からだのエネルギーとして役立てる風習があったとのこと。

●セサミノール……リノール酸やオレイン酸とあわせて、強力な天然の抗酸化剤としての作用を発揮。体内活性酸素を消去して過酸化脂質を防ぎ、老化予防効果のほか、生活習慣病の予防に役立つ。

◆**緑茶**

お茶に含まれるフラボノイドはカテキン類と総称されます。なかでも、お茶のカテキンはもっとも含有量が多く、野菜類にはほとんど含まれない特有な物質。カテキン類以外にも、ビタミン類、アミノ酸類、微量金属類（セレン、亜鉛など）の抗酸化成分を豊富に含み、これらの抗酸化ビタミン類は、ウーロン茶や紅茶に比べて緑茶にもっとも多く含まれています。まさに、緑茶は抗酸化物質の宝庫といえるでしょう。ただし、ビタミンEやβ（ベータ）-カロテンは、熱湯ではほとんど溶出されないので、抹茶として利用する必要があります。

●**カテキン**……抗酸化作用は現在知られている植物ポリフェノールのなかでも、もっとも強い活性を示す部類に入る。

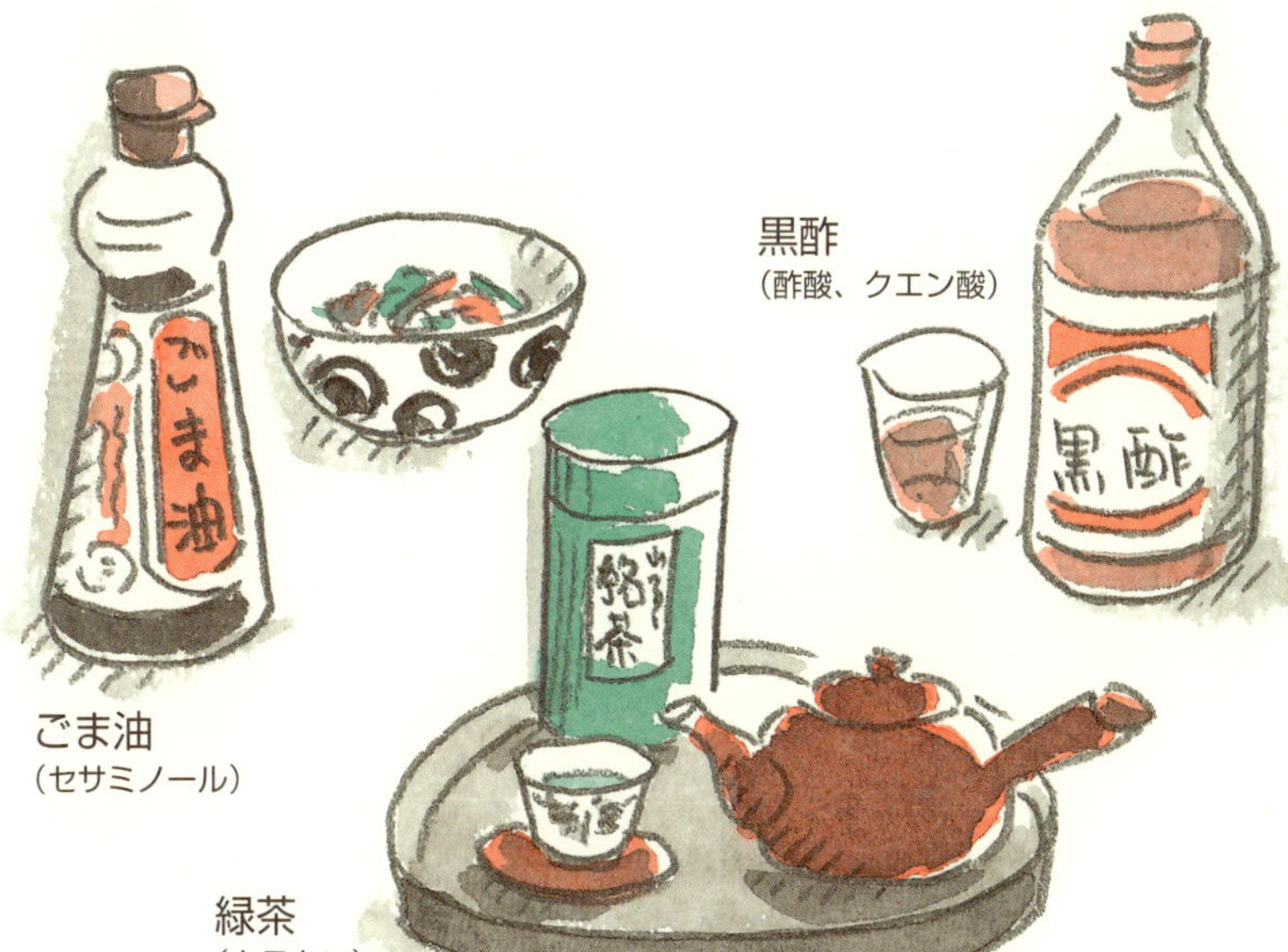

黒酢
（酢酸、クエン酸）

ごま油
（セサミノール）

緑茶
（カテキン）

最新農法による作物が注目されている

ここまでにご紹介した41の食品以外に、最近とくに注目されている、2つのユニークな野菜や米の農法について触れておきたいと思います。

よりパワフルな野菜をとるために…

ひとつは、農業科学研究所所長、日本綜合医学会理事長の中嶋※常允（とどむ）博士による「中嶋農法」と呼ばれるものです。

現在、異常気象や環境汚染によって、農作物の品質が低下していることが大きな問題になっています。長年化学肥料を使った土地は、チッソ、リン、カリなどの多量要素が過剰になっている一方で、鉄、銅、マンガン、亜鉛、ホウ素、モリブデンのような、からだに有用な微量要素は不足した状態です。

そのような状況のなかで、中嶋博士は、長いあいだ微量要素の研究を続けるかたわら、全国で栽培技術を指導しており、「土壌のミネラル博士」として知られています。

中嶋農法の特徴は、土の命を蘇らせることで健康的な農作物を育てている点です。

農業の近代化にともなって、化学肥料が大量に使われた結果、土が固く締まって、微生物の生態系バランスがくずれ、土壌の生命力（地力）は弱まってしまっています。当然、そのような痩せた土壌では、野菜も十分な栄養を吸収することができません。

そこで、中嶋農法は、化学的な土壌診断に基づいた健全な土づくりと、作物の健全な生育を維持するための生育コントロールを行うことで、非常に栄養価が高く、バランスのよい農作物を育てているのです。

決め手となるのは、精密な土壌分析と、作物に必要な土壌養分を正確に把握したうえでの施肥。そして、異常気象などによって栄養バランスがくずれることがないよう、適切な生育コントロールをするための技術です。

すでに、エーザイ生科研株式会社などから、中嶋農法に基づいた土壌改良剤や農産物が販売されています。

毒出しに不可欠な多様な栄養素を含んだ、おいしい農作物を育てるには、土壌から改良していく必要があります。そのような技術を駆使した中嶋農法に、多くの期待が寄せられているのは、当然のことだといえるかもしれません。

酸化しにくい米が新登場!?

もうひとつは、特殊な肥料によって、活性酸素を抑制する働きをもつ米が栽培されたというニュースです。

※中嶋常允
1920年、熊本県生まれ。1943年、明治大学商科卒業。1955年、農業科学研究所を設立。科学技術庁長官賞、発明奨励賞など数多く受賞。著書『はじめに土あり』『食べもので若返り、元気で百歳』など多数。

さまざまなメディアでも取り上げられている、その米の名は「雷神光（らいじんこう）」。バイオテクノロジー研究の拠点である東北大学大学院農学部とルオー株式会社が共同開発した、世界で初めての米だそうです。

「活性酸素消去農法」による完全無農薬米で、健康によいのはもちろん、たんぱく質が少ないのでおいしいという評判。名前の由来は、東北の農家でいわれる通説で、「雷の降りるところにはおいしい米ができる」というところから名づけられたとか。

抗酸化作用の秘密は、米ぬかを培養した発酵物に特殊塩を混合した、ポリフェノールやミネラルを含んだ肥料にあるようです。その肥料を使うと、土壌や米が活性酸素消去機能にすぐれ、収穫後も酸化しにくいことが確認されたとのこと。

このような画期的な米の登場も、まさに時代の要請といえるでしょう。

安全で豊かな食生活

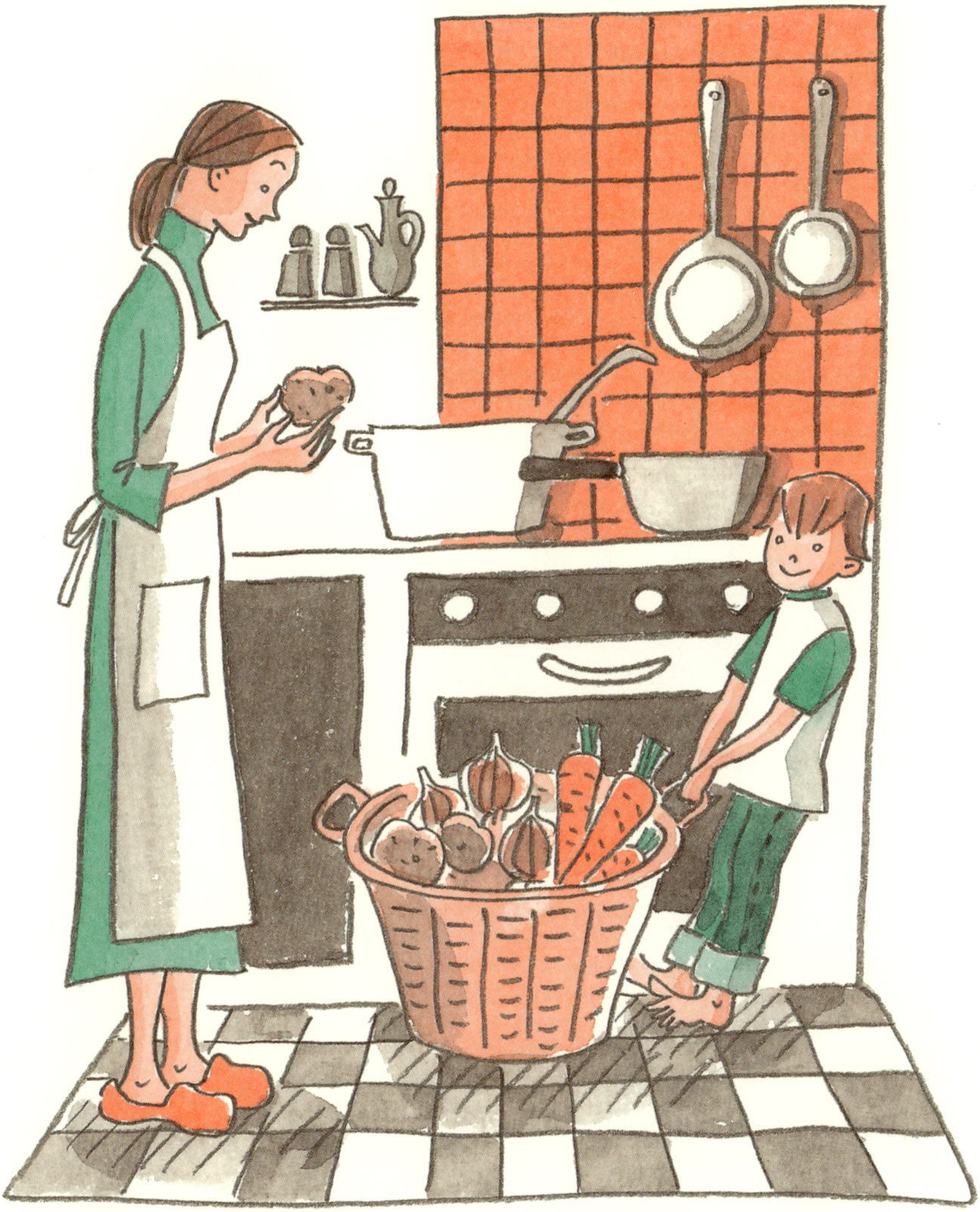

●栄養価の高い、バランスのよい農作物
●毒出しに不可欠な多様な栄養素を含んだ農作物
●活性酸素を抑制する働きをもつ米

コラム・毒消しライフ

十分な水分をとり、いい汗をかいて毒消しを!

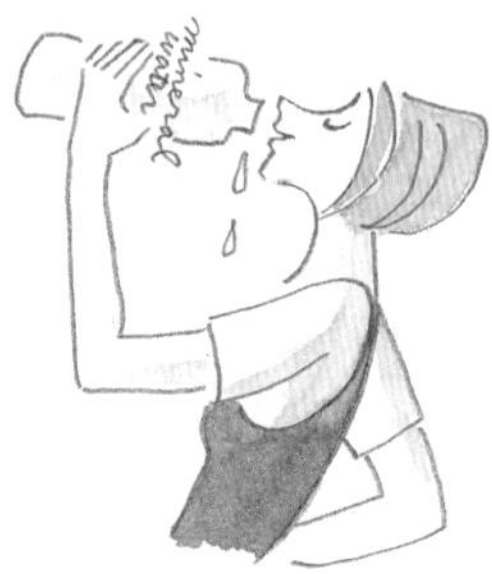

みなさんは、汗にはいい汗と悪い汗があることをご存じでしょうか？

いい汗は、大切なミネラル分は外に出さず、毒素や水分だけを皮膚表面に出す汗。それに対して、ふだんから汗をかかない生活をしていると、汗腺の機能が鈍り、ミネラル分を体内に再吸収せずに水分といっしょに体外に出してしまいます。これが悪い汗。

血液中のミネラル分が大量に出てしまうと、血液はこれを補うためにからだじゅうの細胞からミネラル分を横どりしてしまいます。また、交感神経を鈍らせ、血流が悪くなって全身の器官が正常に働かなくなる恐れも……。

汗は、尿に比べて鉛などの有害ミネラルをいっしょに排出する効果が数倍！　だから、汗をかくのは気持ち悪い、汚いなどと思わずに、積極的にいい汗を流すことが大切です。

いい汗をかくために、日頃から次のような点に注意しましょう。

①水分を十分とり、しょうがなどの辛み成分のあるものを食べる。
②ウォーキングなど、適度な運動をする。
③サウナや家庭用サウナスーツで発汗する。
④半身浴や足浴などでじっくりからだを温める。
⑤エアコン設定温度は、外気温のマイナス5度以内を目安に。
⑥入浴前にコップ1～2杯の水を飲む。
⑦発汗作用を高める入浴剤やバスソルトを使ったり、垢すりや泥パックを行う。

第5章

〝体内毒素〟に打ち勝つ免疫力アップのための生活術

毒消しには、からだの自動調節機能が力を発揮

人間は、個人差はあるものの、ほぼ40歳を過ぎる頃から体内のSOD生産能力が急激に低くなり、老化し始めます。それにともなって、からだの機能が衰え、さまざまな症状にみまわれやすくなるのです。

つまり、見方を変えれば、できるだけ体内の活性酸素を除去し、免疫力を高めるような生活を送っていれば、老化は防げるということです。

本来わたしたちのからだには、たとえば風邪のひき始めは安静にしていれば治ることが多いように、少々体調をくずしたとしても、それをもとの正常な状態（健康）に戻すための生理的な機能が備わっています。この働きを、ホメオスタシス（恒常性維持）といいます。

暑いときには汗をかいて体温を下げ、寒いときには体温を維持する体温調節。また、運動時には心臓の拍動を速めて血流の量をふやし、反対に休息時には拍動を遅くして、血流の量を減少させる血流量の調節。あるいは、食後、上昇した血糖値を減少させるためにインスリンを分泌するなどの血糖値の調節。

ほかにもたくさんの調節機能がありますが、ホメオスタシスは、わたしたちが環境の変化に遭遇したときや、ストレスから身を守るために、自律神経系※・内分泌系・免疫系が互いに調節しあって心身を正常に保ってくれる自動調節機能なのです。

簡単にいうと、ホメオスタシスがうまく機能しているときが「健康」であり、うまく機能していないときが「不調」や「病気」ということ。

当然、からだの毒消しにもこのホメオスタシスが力を発揮するわけですが、問題は、過剰なストレスや活性酸素が溜まると、ホメオスタシスがうまく機能しなくなるということです。その理由を簡単にご説明しましょう。

①ストレス（正確にはストレッサー）を感じると、交感神経が緊張してノルアドレナリンが分泌され、血管が収縮して血流を止める。さらに、活性酸素を大量に発生し、遺伝子を傷つけたり、老化物質である過酸化脂質を生成したりして、ガンや糖尿病などの生活習慣病のリスクを高める。

②ストレスによって発生した活性酸素が原因となり、コレステロールや中性脂肪などによる血管の目詰まりを起こし、心臓や脳などの弱っている部位で心筋梗塞（こうそく）や脳梗塞などの血管障害をひきおこす可能性がある。

つまり、現代人は、過度のストレスによって自律神経のバランスがくずれ、ホメオスタシスが働きづらくなっており、それが生活習慣病などの大きな原因になっている

※自律神経

交感神経と副交感神経からなり、循環、消化、呼吸、代謝といった生命活動に必要な働きを調節している神経系。交感神経はおもに緊張・興奮状態のときに働き、副交感神経は平常時・心身ともにリラックスしているときに働く。

のです。多くの病気の共通原因は、ストレスだといっても過言ではないでしょう。

そのため、心身医学や精神神経免疫学などの新しい医療分野では、自律神経のバランスを調整して患者自身の免疫力を高めることに主眼をおく治療法も増えています。

たとえば、最近話題を呼んでいる音楽療法もそのひとつ。音楽のメロディやリズムが自律神経を刺激し、副交感神経の働きを高め、からだとこころをリラックスさせることによってホメオスタシスを働かせ、心身を正常な状態に戻す、というわけです。

実際に、これまでの研究と取り組みによって、自分の好きな音楽を聴いた後はストレスホルモンが低下することが実証されており、それが心身の癒しにつながっているのです。

免疫力を高めるためには、からだとこころにストレスを溜めないこと

新潟大学医学部の安保徹教授によって、免疫は、血液中（白血球）の顆粒球とリンパ球のバランスに関係していて、自律神経の支配を受けていることが明らかになっています。

顆粒球は、交感神経が優位になっている緊張状態のときに増え、免疫力の中枢を担うB、T、NK[※]細胞などのリンパ球は、副交感神経優位のリラックスしているときに増えるというのです。

要するに、毎日あわただしい生活を送っているストレス過多の現代人は、常に交感神経がフル回転して顆粒球が増え、リンパ球が少ないために免疫力が低下しているということです。

こころもからだもヘトヘト状態……。したがって、毒に負けない健康なからだをつくるには、日頃からストレスを溜めない生活を送ることが肝要なのです。

基本的にはできるだけ緊張をほぐし、リラックスすることがストレス解消のポイントですが、自分にとっての生きがいをもつことも、免疫力を高めることにつながります。

ただじっとしているだけでなく、自然のなかで活動したり、動物たちとのふれあいによって本能（脳）が活性化し、生きる意欲がわきおこる。人によっては、そのようなふれあい体験がこころを元気にし、ストレスに負けないからだをつくることにもなるのです。

免疫力を高めるための生活習慣がいかに大切か、ご理解いただけたと思いますので、その方法について具体的にみていくことにしましょう。からだのバランスをはかる方

※NK細胞
1970年代に発見された「Natural（生まれながら、自然の）」「Killer（殺傷力）」を備えている細胞。B細胞やT細胞がほかからの信号を受けて血液中に増加するのに対し、NK細胞は常に全身をめぐり、ガン細胞をみつけて即座に攻撃する。

法と、こころのバランスを保つ方法に分けて、また、各種の民間療法や代替療法のなかから、免疫力を高める療法も項目別にあげて紹介してみたいと思います。

こころのバランスを保つ方法は、人によってはストレス解消になっても、ほかの人にとってはかえってストレスになる場合もあるので、自分に合ったものを自分なりのペースで行うことが大切です。あくまで参考程度にとらえて、好きなことやできることから実行していただきたいと思います。

"毒消し"生活術

からだのバランスをはかる10の方法

❶腸の働きを正常に保つ→ストレスをなくす。便秘を防ぐなど。
❷からだの歪みを矯正する→背骨や骨盤の歪みを直す。かみ合わせを矯正するなど。
❸軽い運動をする→ウォーキング、エアロビック運動、ストレッチ、ヨガ、ダンスなど。
❹深い呼吸をする→鼻呼吸、腹式呼吸など。
❺気持ちよく入浴する→ぬるめのお湯にゆっくり入る。シャワーでリンパマッサージなど。
❻ぐっすり眠る→枕や寝具を工夫する。安眠グッズを利用するなど。
❼足を気づかってあげる→「足囲」に合わせて靴を選ぶ。靴の重さと硬さにも注意する。足裏マッサージなど。
❽有害電磁波を防ぐ→電磁波をカットする商品を活用する。電気製品の配置にも気を配るなど。
❾紫外線を浴びない→日傘、帽子、長袖などで防止する。朝食に抗酸化食品をとるなど。
❿天然繊維を身につける→品質表示を確かめ、肌に直接触れるものは天然繊維にする。

免疫力を高める

こころのバランスを保つ5つの方法	日常生活でできる7つの療法
❶静かな時間と場所をつくる→1日5分、何も考えない時間をもつ。お気に入りの場所をみつけるなど。 ❷ストレス（感情）を溜めずに発散する→大声を出す、カラオケ、おしゃべり、笑う、泣くなど。 ❸自分だけのリラックス法をみつける→散歩、ドライブ、音楽鑑賞、映画観賞、勝敗を問わないスポーツ、部屋の掃除など。「自律訓練法」を行う。 ❹自然や動物とふれあう→ダイビング、山歩きなど。ペットと暮らす。 ❺プラス思考に変える→自分のこころのクセに気づき、意識的にコントロールする。認知療法で考え方の歪みを知るなど。	❶アロマテラピー ❷プチ断食 ❸健康体操 ❹リンパマッサージ ❺吸い玉療法 ❻磁気シャワー療法 ❼家庭でできる腸内洗浄

からだのバランスをはかる10の方法

①腸の働きを正常に保つ

◆ストレスをなくす

ストレスは腸に大きな影響を与えます。気分転換などで解消して、ストレスと上手につきあうようにしましょう。ストレス解消法については170ページを参照してください。

◆便秘を防ぐ

免疫の主要器官である腸の機能を正常に保つためには、便秘は禁物。水分不足は便秘の原因になります。朝起きたらコップ2杯（約500cc）の水を飲むとよいでしょう。できればアルカリイオン水がベターですが、冬場や冷え性の人などは、白湯かお茶、ハーブティーでもよいと思います。また、朝食をきちんととることも大切。食事の量が減ると、便の材料も不足し、便秘になりやすくなるからです。

◆腹筋力をつけ、マッサージをする

腹筋力が弱いと便を外に押し出せません。適度な運動をして、腹筋を鍛えるように心がけましょう。また、腹部のマッサージも腸の蠕動運動を活性化します。

◆腸の働きをよくしてくれる食品を食べる

全身の機能を正常に働かせるために、第3章でご紹介したようなバランスのよい食事をとることも大切。食物繊維は、それ自体が便の材料になる特色があるので、食物繊維を多くとって便の量を増やすことがポイントです。便秘を防ぐためには、野菜サラダよりも、根菜や海藻のサラダを多く食べるとよいでしょう。

◆慢性の便秘は腸内洗浄で

慢性的な便秘は、腸内フローラのバランスがくずれている可能性が大なので、腸内洗浄がおすすめです。詳しい方法については192ページを参照してください。

②からだの歪みを矯正する

文明社会で生活している人は、ほとんどからだが歪んでいるといわれます。背骨が歪んでいると、血液の量が少なくなったり、正常な白血球が作られにくくなります。

また、背骨は、24個の骨がそれぞれの異なる器官とつながっているため、歪んでいると脳からの神経伝達が正しく行われず、各器官の重大な疾患をひきおこしかねません。長年の歪みは、筋肉をも歪めて内臓を圧迫してしまうのです。

◆日頃の習慣や姿勢に注意する

極端なからだの歪みを矯正するためには、カイロプラクティック※や整体などの施術を受けることが必要ですが、日頃からの注意も大切。

ショルダーバッグなどを肩にかけるときは意識して交互にかけかえたり、横向きで寝るのも歪みの原因になるので、仰向けで寝るように心がけましょう。

また、背骨を一定方向に歪ませないために、なるべく足組み姿勢はせず、骨盤が平行になるような姿勢を保つようにします。とくにデスクワークの人は、骨盤が平行になるようにクッションを敷いて、ときどき背骨をそらすなどしてバランスをとるように。市販されている骨盤矯正用の椅子や専用クッションなども役立ちます。

◆金魚運動で背骨や骨盤の歪みを直す

一人でできる金魚運動を1~3分程度行うだけでも、脊柱の左右の狂いが調整され、脊髄(せきずい)神経、交感・副交感神経の機能が活性化します。金魚運動は腸にもよく、腹痛などに速効的な効果があります。

【金魚運動のやり方】

1 仰向けの姿勢で寝て、足先をそろえ、できるだけひざの後ろを伸ばす。

2 両手は首の後ろ（第三、第四頸椎（けいつい）の下）で組み、金魚が泳ぐようなかっこうでからだを左右水平に震わせる。

◆かみ合わせの悪さも全身の歪みの一因

かみ合わせが悪いと、全身のバランスが悪くなり、顎関節症、咀嚼（そしゃく）力低下による胃腸障害、肩こり、頭痛などの原因になりますし、記憶力も低下します。歯を矯正することは、単にみた目をよくするだけでなく、磨きづらく、虫歯や歯周病になりやすかった歯を健康にすることにつながります。また、コンプレックスの解消によって精神的にも明るくなります。

かみ合わせを正常にするマウスピース状の「バイオプレート」は、歯列矯正治療に比べて手軽で安価です。歯医者さんで簡単に作ってもらえ、取りはずしが自由にできます。また、就寝時に利用することにより、規則正しい呼吸ができるようになります。

※カイロプラクティック
1895年、米国のD.D.パーマーが、知人の背中の隆起を手で押し込んだところ、それまで聞こえなかった彼の耳が突如として聞こえるようになったことにヒントを得て始めた脊椎を調整する治療法。現在、60か国以上の国で公認されている。

③軽い運動をする

適度な運動は交感神経を休め、ゆったりと休息するのに必要な副交感神経の活動を高めて、うつ状態を改善するなどの変化をもたらします。続けることによって、ストレス耐性（ストレスに負けない力）を高めることにつながります。

◆体力やペースに合う運動を行う

ウォーキングなど、軽く汗ばむ程度の軽い運動を生活のなかに取り入れて、規則的にからだを動かしましょう。ゆるやかで持続した運動であるエアロビック（有酸素）運動は、糖質や脂肪を燃焼させる効果もあります。

そのほか、ストレッチ、ヨガ、ダンス、速歩など、自分の体力やペースに合ったものを選び、無理のない（ストレスにならない）程度に行うことがポイントです。

◆抗酸化物質を多めに摂取する

個人差がありますが、40歳を過ぎている人は、運動の際に発生する活性酸素対策として、ビタミンA、C、E、B群、セレニウム、フラボノイドなどの抗酸化物質が含まれた食品を多めにとることをお忘れなく。

適度な運動でストレスに負けない！

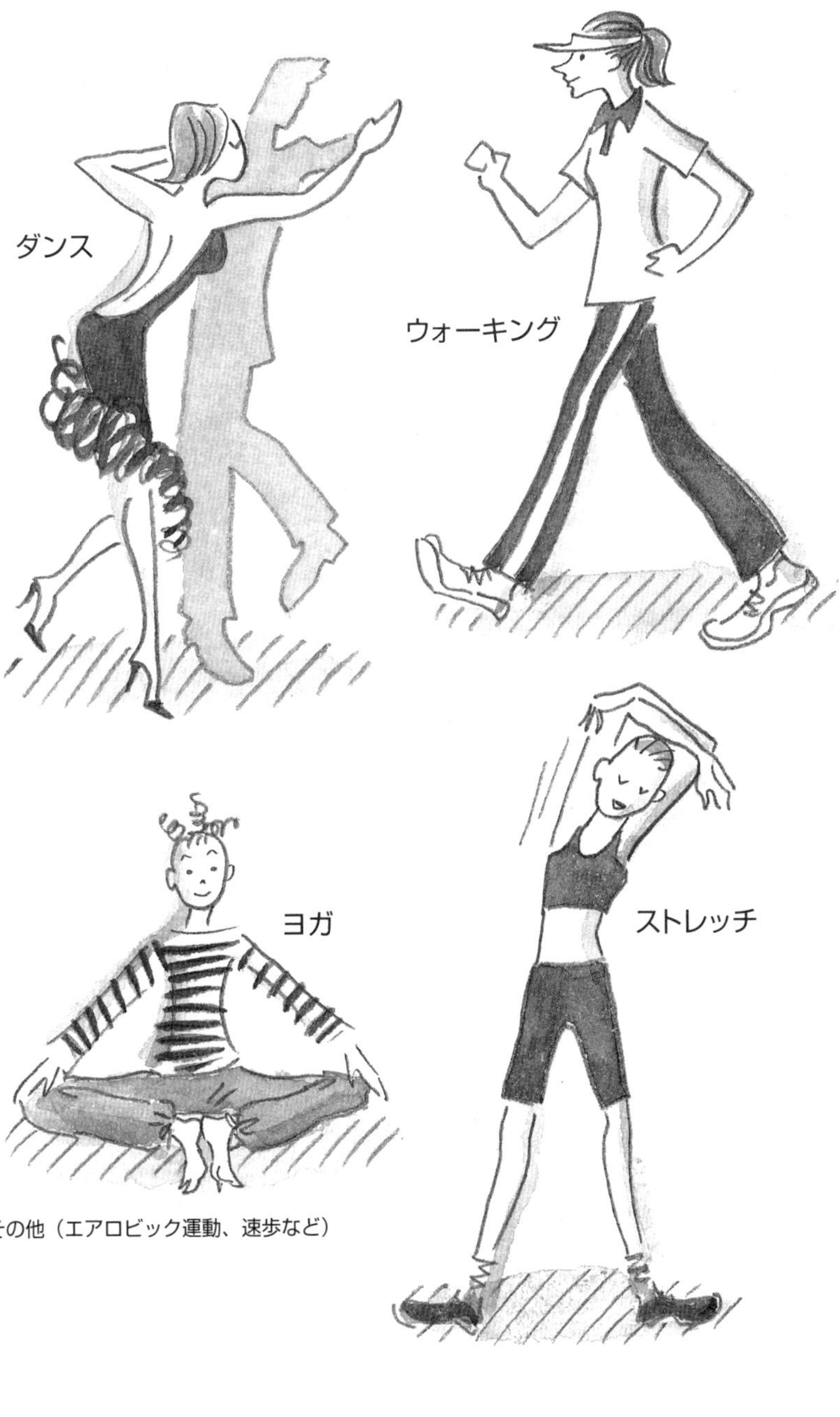
ダンス
ウォーキング
ヨガ
ストレッチ
その他（エアロビック運動、速歩など）

④深い呼吸をする

呼吸でだいじなのは、鼻呼吸と腹式呼吸です。いずれも深い呼吸をすることで、体内に新鮮な酸素を十分取り入れ、二酸化炭素を吐き出すためです。

◆基本は負担の少ない鼻呼吸

本来、呼吸器官でない口で呼吸していると、鼻で殺菌されるべき菌がそのまま体内に入ったり、からだに大きな負担がかかって免疫力が低下してしまうので、ふだんから意識的に鼻で呼吸することが大切です。

口呼吸をしている人は、扁桃腺炎や風邪、立ちくらみ、手足の冷え、動悸、事故の原因などになる睡眠時無呼吸症候群※になりやすい傾向があります。

とくに、就寝時はマウスピース（前述）や鼻腔を広げるテープなどの市販の器具を使用したり、口に医療用の紙テープを張るなどして鼻呼吸に切り替えましょう。

◆腹式呼吸にはさまざまな効果が

腹式呼吸は、横隔膜の運動範囲が広がり、その刺激を受けて胃腸の働きが活発になり、消化機能が改善されます。腹筋も鍛えられるので、腰痛予防にも役立ちます。また、リラックス効果があるほか、静脈の血液の流れを促進するので、冷え性にも効果的です。

【腹式呼吸のやり方】

1 肺のなかの空気を全部吐ききって息を止める（約1秒）。
2 おなかをふくらませながら、鼻から息を吸う（約3秒）。
3 吸ったときの2倍程度の時間をかけて、ゆっくりと口から吐ききる（約6秒）。

以上を無理のない範囲で何度か繰り返します。

◆腹式呼吸が自然に身につく趣味などを選ぶ

あわただしい日々を送っていると、ついつい呼吸が浅くなります。そんなときこそ腹式呼吸を意識して行いましょう。

英会話や歌のレッスン、武道やダンスの練習などでも腹筋を使った腹式呼吸を行いますので、趣味をとおして身につけるのもよいでしょう。

また、自分の好きなエッセンシャルオイル（184ページ参照）の香りを嗅いだり、瞑想しながら行うと、さらに効果的です。

※睡眠時無呼吸症候群

一晩（7時間）の睡眠中に10秒以上の無呼吸が30回以上、または、睡眠1時間あたりの無呼吸数や低呼吸数が5回以上起こる病気。十分に睡眠がとれず、日中に眠気が起きたり、集中力に欠け、放置しておくと生命に危険が及ぶ場合もある。

⑤気持ちよく入浴する

入浴には、浮力による緊張の緩和、水圧による皮膚のマッサージ効果、温熱による発汗や血行の促進などの効果があります。また、リラックスできるだけでなく、栄養素や酸素の補給、乳酸などの代謝産物の排除を促進させます。

◆ぬるめのお湯にゆっくり入る

熱いお湯は、交感神経を刺激して、脳が「戦闘開始」のサインを出します。二日酔いを治したいときなどはよいのですが、疲れをとるには、脳に「休憩せよ」のサインを出す、ぬるめのお湯がベスト。40度前後のお湯に10～20分ゆったりと入るのがよいでしょう。香りのよい天然素材の入浴剤を使ったり、キャンドルを灯すなど、よりくつろげるようバスタイムの工夫をしましょう。

◆シャワーでリンパマッサージ

入浴時に、シャワーを使ってリンパマッサージを行うのもおすすめです。シャワーの水圧によって適度なマッサージ効果が得られ、老廃物を運ぶ働きがあるリンパ液の流れをよくしてくれます。

［シャワーを使ったリンパマッサージ法］

1　はじめに、左の鎖骨にシャワーをあてる。左の鎖骨はリンパ管が静脈に交わるところ。最初にこの部分の流れをよくすることで、リンパ液がスムーズに循環するようになる。

2　その後、身体の末端から中心へあてていく。

3　足の場合は、つま先からくるぶし、そしてふくらはぎにあてながら膝、太もも、股関節の順番で行う。

4　手の場合は、指先から肩に向け、そのまま左の鎖骨まであてていく。

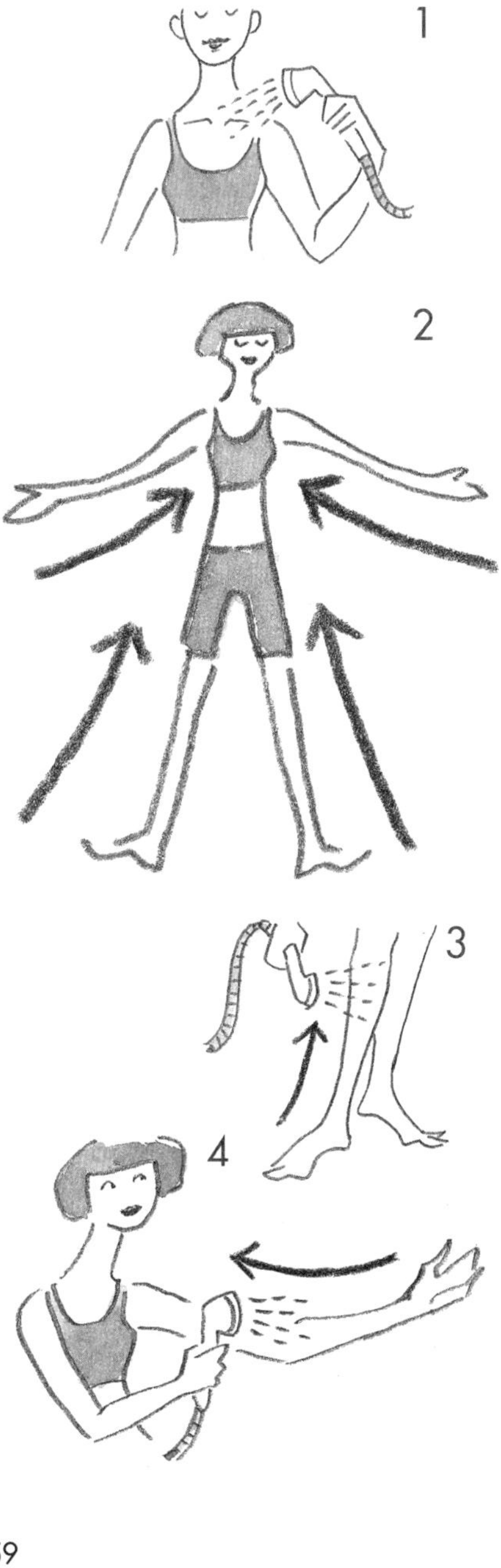

◆銭湯や温泉施設で気分転換

たまには、最近人気を呼んでいるスーパー銭湯や、近隣の温泉施設などを利用してみるのもよいと思います。銭湯や温泉はマイナスイオン効果が高く、気分もリフレッシュされ、入浴後もゆったり休憩することができます。また、たまたま居合わせた人たちとの「裸の交流」が、思わぬ効果を発揮することも。

ただし、食前の入浴はエネルギーを消耗させますし、食後すぐに入ると、全身の血行がよくなるために胃にまわる血液が不足し、消化不良になってしまいます。からだに負担をかけるので注意しましょう。

⑥ぐっすり眠る

睡眠は、エネルギー補給とともに疲労回復に不可欠です。睡眠中に分泌される成長※ホルモンが、昼間のうちに消耗した組織を修復したり、失われた成分を再生して、疲労回復につなげているためです。

◆熟睡することが大切

毎日の睡眠は、7〜8時間を目安に十分にとりましょう。また、睡眠は時間だけでなく、熟睡という質も大切。音や光、室温などを快適に保つことも重要な要素です。

◆枕や寝具を工夫する

からだにいちばん負担が少ない姿勢は、リラックスして立っているときと同じ状態。このとき、顔の角度は水平に対して約5度。寝ているときにもこの状態を保てる枕を使うことによって、熟睡に導くこともできます。

寝つきの悪い人や熟睡できない人は、自分の頭部の形に合った枕を選びましょう。また、肌にやさしい素材を使った清潔な寝具や寝巻きを選んで、からだに負荷をかけないことも大切です。

◆安眠グッズを利用する

安眠に導く方法として、読書や静かな音楽も効果的ですが、そのほかに、クッション類や抱き枕、ぬいぐるみなどの触覚に関する「眠り小物」が大いに役立つという調査結果があります。触刺激は眠りにつくのに有効な手段です。人目などないわけですから、自分が落ち着ける小物を選んで安眠を確保しましょう。

⑦足を気づかってあげる

足が健康であることも、免疫力アップにつながります。足の機能にもっとも影響を与える靴には、十分注意を払いたいものです。

※成長ホルモン

細胞の再生力・免疫力を増強させ、新陳代謝を促進させるといわれているHGH（Human Growth Hormone、ヒト成長ホルモン）。新陳代謝の15パーセントを構成する成長ホルモンは、成長期以後その分泌が減少し、老化が始まるとされる。

ファッション性を重視するあまり、足を守るという靴本来の役割を軽視して靴を選ぶと、タコやウオノメができたり、爪が変形したりとさまざまな足のトラブルを招きます。ハイヒールを履き続けていると、外反母趾になることもあり、外反母趾の95パーセントは靴が原因です。当然、姿勢が悪くなり、からだに負担をかけるだけでなく、手術をしなければならなくなることさえあります。

ドイツでは、医学的知識を身につけた「整形外科靴マイスター」が、医師と協力して足部や脚部に関しての機能障害を補い、足部の疾患を緩和・改善できる靴の開発・供給につとめています。それほど、靴と健康は密接にかかわっているのです。

◆シューフィッターのいる店で靴を選ぶ

靴選びのポイントは、まず自分の足の形をよく知ること。足は左右で大きさが違うだけでなく、幅、かかとの広さ、つま先の広がり方なども人によって違い、靴との相性もミリ単位で変わってきます。

「足と靴と健康協議会」では、足に靴を正しく合わせる技術者として「シューフィッター」を養成しています。シューフィッターは微妙な足の大きさをミリ単位で測定し、購入者に合った靴を選び出し、さらによりフィットするように調整してくれます。まずはシューフィッターのいる店で、足を測ってみてはいかがでしょうか。

◆「足囲」に合わせて選ぶ

足に負担をかけないためには、足の親指のつけ根、小指のつけ根、かかとの3点を結ぶ「3点アーチ」を正常に保ち、歩行時の衝撃をやわらげることが大切です。そのためには、親指と小指のつけ根を1周した長さ（足囲）に合わせて靴を選ぶこと。

サイズは合っているのに甲の部分がきついのは、足囲が合っていないため起こる問題です。足囲のサイズは、EやEEなどの記号で表示されているので、必ず靴に体重をかけたときに足囲が合っているかを確かめましょう。

◆靴の重さと硬さにも注意

靴の重さは、自分で履いてみて重いと感じない程度がベスト。また、3点アーチを退化させないためには、適度の硬さの靴を履くことで、3点アーチにある程度の刺激を与える必要があります。

そのような意味で、いま流行している高性能スニーカーは衝撃吸収率が高いため、激しい運動をするときはいいのですが、ふだんの生活で履き続けるのはかえって危険。3日に1回程度は、革靴など底の硬い靴を履いたほうがよいでしょう。

◆足裏マッサージをする

立ち仕事や外回りの仕事など、足を酷使する人ほど足のケアが必要です。とくに、足裏には全身のツボが集中していますので、足裏マッサージを定期的に行うと、からだ全体にも効果的。棒や自分の指で、しこりや痛みがある場所をていねいにもみほぐしましょう。足湯をした後や、植物性のオイル（ホホバなど）を使ってマッサージすると、より効果的です。

⑧有害電磁波を防ぐ

体内毒素というと、物質的なものが思い浮かびがちですが、からだに害を与えるのはそればかりとは限りません。電気製品から発生している電磁波もそのひとつです。

高圧送電線や電気製品から出る超低周波の電磁波が多い環境で暮らす子どもは、白血病の発症率が平均の2倍以上という報告があることなどから、人体に有害な電磁波の影響が懸念されています。

IH※調理器や携帯電話などからは、とくに強い電磁波が出ています。なかでも超低周波の電磁波は、テレビ、電子レンジ、蛍光灯、パソコンなど電気製品すべてから発生し、普及が著しいパソコンのディスプレイ、キーボード、マウスから大量に発生しています。長時間使用による健康への悪影響が、国内外で報告されていますので、できるだけ対応策を講じることが大切です。

◆電磁波をカットする商品を活用する

パソコンショップなどで、特定の電磁波をカットするエプロンやめがね、ディスプレイ用のシールドカバーが販売され、各種の電磁波予防グッズも市販されています。それぞれの製品のデータをよく比較し、性能のはっきりしているものを選んで活用するとよいでしょう。

◆電気製品の配置にも気を配る

電気製品は、使わないときは電源を抜いたり、節電型のコンセントを使用するほか、電子機器が身のまわりに集中しないよう、配置を工夫することも大切です。

◆部屋の換気をまめに

多種多様な電気製品が置かれている室内では、からだに活性酸素を発生させるプラスイオンが過剰になります。それを減らすには、部屋の空気をまめに入れ替えること。1～2時間ごとに30秒～1分程度行うと効果的です。部屋に炭を置いたり、マイナスイオン発生器を活用してもよいでしょう。

※IH調理器
IHとは電磁誘導加熱の意で、内部のコイルに磁力を発生させ、うず電流への抵抗熱で鍋底を熱くして調理する仕組み。IH調理器は50～60歳代を中心に普及し始め、手軽で火事の心配がない半面、電磁波の問題などを懸念する声もある。

⑨紫外線を浴びない

1パーセントのオゾン層の破壊によって、紫外線のうちUV-B波が2パーセント増加し、皮膚ガンは3〜6パーセント増加するといわれています。また、UV-A波は、私たちの皮膚などに絶えず蓄積型の健康被害を与える「生活紫外線」といわれ、B波に比べて地上に多くとどきます。UV-A波は肌に浸透しやすく、活性酸素を作り、DNAを傷つけ、しわやたるみなどの肌の老化をひきおこす原因になります。

たとえわずかな量でも毎日浴びていると、数年後にどのような被害が現れるかわかりませんので、十分注意が必要です。

強い紫外線を浴び続けると、活性酸素が蓄積し、皮膚の老化や白内障、皮膚ガンの原因になる恐れがあり、現に日本でも皮膚ガン患者が徐々に増加しています。

◆日傘、帽子、長袖シャツなどで防止

紫外線の量がいちばん多いのは、午前10時から午後2時のあいだ（太陽が真南に来る時刻）。紫外線対策としては、直射日光に長時間当たらないことと、日傘、帽子、長袖シャツ、UVカット製品などを用いることがあげられます。外出するときはできるだけ肌の露出を防ぎ、サングラスやサンプロテクト用化粧品などを使用しましょう。

◆朝食に抗酸化食品をとる

皮膚の酸化症状であるシミの予防に、紫外線の強くなる前（午前7〜8時）に抗酸化食品をとることも有効な対策です。たとえば、β（ベータ）-カロテンを含むにんじんジュースを、スクランブルエッグなどの油を使った料理や、バタートーストなどといっしょに朝食にとると、より効果的です。にんじんジュースは食物繊維をたっぷり含んでいるので、便秘対策にもなります。

万全の紫外線対策

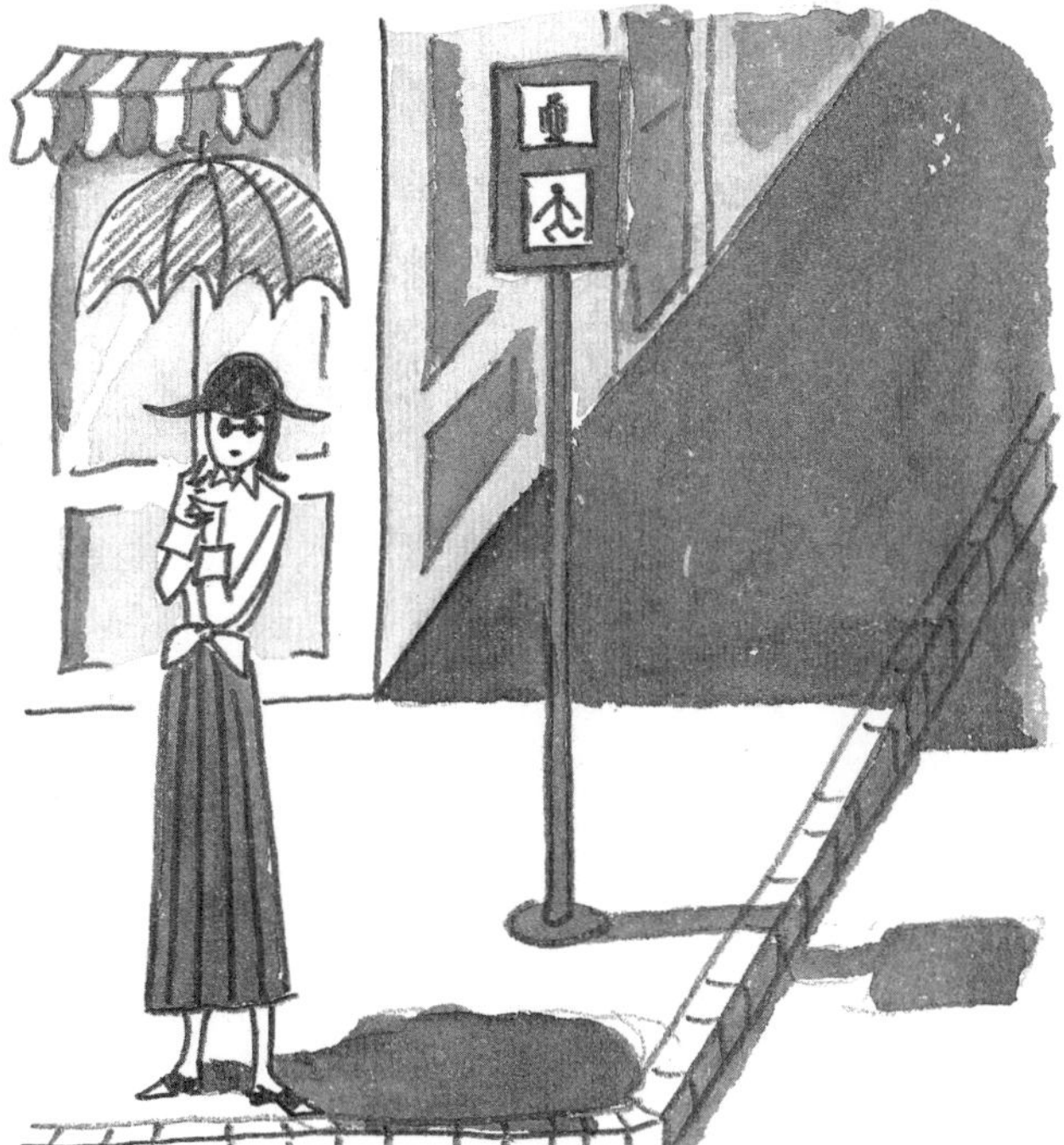

- 午前10時から午後2時がいちばん紫外線が強いので、直射日光に長時間当たらない
- 日傘、帽子、長袖シャツなどUVカット製品を使用する
- サングラス、サンプロテクト用化粧品を使用する
- 朝食に抗酸化食品のメニューを取り入れる

⑩天然繊維を身につける

できるだけからだに負荷が少ない肌着や衣服を着ることも、免疫力を高めることにつながります。それには、合成繊維よりも天然繊維が適しています。合成繊維は丈夫で光沢があるため、衣類によく使われていますが、一般的に吸湿性に乏しく、なかには静電気やプラスイオンを発生させやすいものもあります。

最近、便利な形態安定シャツが出回っていますが、シックハウス症候群※の原因である発ガン物質（ホルムアルデヒド）が揮発するという報告もあります。

合成繊維衣料と天然繊維衣料を着て、同じ運動を行った場合を比較すると、合成繊維のほうが、消費する運動エネルギーや尿中カルシウムがそれぞれ10～20パーセント増加。血液中のビタミンC量は、10～20パーセント低下することが確認されています。

このことから、機能性が低い合成繊維を着て活動していると心身ともに疲れやすくなり、体内のカルシウムが溶出して血液に入るため、イライラしたり、意欲がなくなる可能性があります。天然繊維を使った衣料では、このような現象はみられません。

◆新生児や乳幼児、女性はとくに注意

静電気で傷ついた皮膚に、衣類の加工仕上げ剤や微生物が侵入することによって、

アレルギー体質になったり、アトピー性皮膚炎をひきおこす原因にもなります。抵抗力の弱い新生児や乳幼児などは、とくに注意してあげることが必要です。

また、女性のショーツやパンティストッキングによる帯電は、股間を不衛生にし、免疫力が落ちている場合などには、尿道炎や膀胱炎、腎盂炎、外陰部の炎症や膣炎などの原因になる恐れもあります。

◆肌着だけでも天然繊維を

綿や麻、絹や羊毛などの天然繊維は、吸湿性にすぐれ、肌にやさしい繊維です。さらに、人体への配慮ばかりでなく、環境の面からいっても合成繊維よりも天然繊維がすぐれているといえるでしょう。なかには、プラチナ繊維など機能性の高い特殊な合成繊維もあります。

肌着は、第二の皮膚といわれているほど、実用性が重視されます。肌を清潔に保ち、アレルギー疾患などを改善するうえでも、できるだけ天然繊維を身につけるようにしたいものです。

最近では、オーガニック綿の肌着や、洗って何度も使用できる生理用品なども販売されています。とくに、妊娠中の人は胎児への影響も考慮して、可能な限り静電気を避ける工夫をすることが大切です。

※シックハウス症候群

Sick Building Syndrome（病気の家症候群）の訳。建物が原因で、居住者が、めまい、吐き気、頭痛、平衡感覚の失調や呼吸器疾患などの症状や、体の不調を感じる。原因は、防腐剤、塗料溶剤、接着剤、木材保存剤、防蟻剤など。

衣料品や繊維加工品は品質表示を確かめ、少なくとも肌に直接触れるものは天然繊維を選びましょう。

こころのバランスを保つ5つの方法

①静かな時間と場所をつくる

◆1日5分、何も考えない時間をもつ

副交感神経を刺激してリンパ球をふやし、体内毒素に対抗する免疫力をアップさせるには、交感神経の興奮を抑えること。つまり、何もせずにただボーッとすることが必要です。1日5分程度、何も考えない時間をなるべくつくりたいものです。

◆お気に入りの場所をみつける

何も考えない時間をもつためには、自分が安らげる静かな場所を選ぶこと。屋内はもちろん、車のなかや公園のベンチ、マンションの屋上など、お気に入りの場所で一人になって、頭のなかを空っぽにしましょう。

緑や川が見える散歩コースがあるなら、気分もリフレッシュされるので、より効果的。忙しいからと休息をとらないでいると、つねに交感神経が興奮して、心身ともに電池切れの状態になります。毎日のちょっとしたセルフケアを心がけましょう。

②ストレス（感情）を溜めずに発散する

◆大きな声やカラオケ、おしゃべりなどで発散

ストレスとじょうずにつきあうには、喜怒哀楽などの感情を抑えないことがだいじ。長期間ストレスを抱えていると、自律神経失調症やうつなどの症状をひきおこす原因になります。

そうならないためにも、ストレスが溜まっているなと感じたら、おなかの底から大きな声を出したり、カラオケで歌ったり、親しい友人とおしゃべりをするなどして発散することが大切です。また、嫌なことや悲しいことがあったとき、ほかの人に共感してもらうだけで、こころが癒されることも意外に多いのです。

◆大いに笑う

笑いは「内臓のジョギング」ともいわれ、大笑いでリラックスすると自律神経の働きが安定して、血中酸素濃度が増加します。その結果、ストレスを大幅に減少させる

ことができます。

笑うことでエンドルフィンという強力な鎮痛作用をもつ神経伝達物質が増加し、痛みを忘れさせてしまう作用もあります。ガン患者などに、笑いを取り入れた「生きがい療法」が効果的なことも知られています。

◆思いきり泣くことも大切

涙にもストレスを発散させる働きがあります。ストレスがかかると、血液中に体内毒素であるストレス物質が増加しますが、それが涙を流すことで涙腺に入り、目から排出されるのです。

感情が急激に揺れ動くと交感神経が優位になり、緊張が高まります。そのため、心拍数や血液が上昇し、血管が縮まって頭に血がどんどん昇ります。すると、涙腺に流れ込む血液が増加して、涙の生成量が増えるということです。

しかし、どんなに緊張が高まり、頭に血が集まっても、交感神経優位のときには血管が縮まったままで、涙はジワジワとしか出ません。涙があふれ出るのは、緊張がゆるみ、交感神経優位から副交感神経優位に切り替わったときなのです。

日本人は、昔から泣くことを否定的にとらえる傾向があります。しかも、現代人は緊張している時間が長いために、自律神経のバランスがくずれた人が増えています。

その結果、自然に涙を流せない人がますます多くなっているのです。

家族や親しい友人とのこころのふれあいを大切にし、お気に入りの娯楽番組やビデオ、映画を観るなどして、大いに笑ったり、涙を流したりしましょう。

◆カウンセラーに相談する

場合によっては、専門のカウンセラーのサポートを得ることも大切なこと。少し勇気を出して専門家に相談するのも、問題解決の道につながります。

③自分だけのリラックス法をみつける

前項とも関連しますが、自分だけのリラックス法、つまり、こころが落ち着くことや充足感が得られることをみつけて楽しむことも、ストレス解消に役立ちます。

人と比較したり競争したりせず、また、社会的な立場や家庭での役割など、こころの鎧を脱ぎ捨てられること。そして、童心に帰って楽しめる健康的な遊びに没頭することも大切です。人の目を気にせずにリフレッシュすることが、免疫力をアップさせることにつながります。

◆われを忘れるほど好きなことに取り組む

散歩、ドライブ、音楽鑑賞、映画観賞、勝敗を問わないスポーツ（エクササイズなど）、アロマテラピー、部屋の掃除、瞑想、座禅など、成果や評価とは無関係に、自分が好きなことに取り組む時間をつくりましょう。

◆「自律訓練法」を行う

一般的なリラックス方法としては、ドイツの精神科医シュルツによって開発された自律訓練法が効果的です。

これは、リラックスしたときの自分の状態を意識的に再現して、からだにフィードバックしながら、精神面への影響を期待するものです。

自律訓練法を行うときは、まず腕時計など、からだを締めつけるようなものをはずします。そして、椅子に深く腰かけたり、仰向けになるなど、リラックスしやすい姿勢をとります。慣れれば電車のなかでも訓練を行うことができるようになります。

ここでは、「手足の温感訓練」の基本的なやり方を示しておきますので、自分流にアレンジしてやってみてはいかがでしょうか。

【自律訓練法（手足の温感訓練）】

1　スタート

「とても落ち着いた気分……」と、気持ちがゆったりするまで自分に暗示を繰り返す。

2　第1公式（呼吸の訓練）

目を閉じて下腹がへこむくらいに息を吐き出す。次に、下腹をふくらませるつもりで大きく息を吸い込む。吸い込みきったところで2～3秒間息を止め、次に吐き出すときには吸い込んだときの2倍くらいの時間をかけてゆっくりと吐き出す。この呼吸を5回くらい繰り返す。

この呼吸に慣れたら、「からだに溜まった悪い気、ため息、マイナス思考、不安、ストレスなどをからだから吐き出し、追い出す。そして、希望の大気、エネルギー、やる気、自信、健康を吸い込む」と暗示を込めながら呼吸法を行う。暗示をかけるときは、自分なりの言葉に置き換えてもよいし、イメージだけでもOK。

3　第2公式（手足の重感練習）

目を閉じて「気持ちがとても落ち着いている……力がすっかりぬける……右手が重～い」というように、きき腕から始めて、右足が重い→左手が重い→左足が重いと、左右の手足に順に暗示をかける。

4　第3公式（手足の温感練習）

右手が温かい→右足が温かい→左手が温かい→左足が温かいと暗示をかける。この暗示では、手足をお湯につけているところをイメージして、「血管が開いて、からだの隅々にまで温かい血液が行き届く」ということと、「ひたいが涼しい」ということを意識して行う。

5　第4公式（解除動作）

最後に、両手を上にあげて伸びをしたり、手を閉じたり開いたり、脚の屈伸などをする。途中で終わるときも、この解除動作を行う。

以上の動作を、できれば毎日、朝、昼、夜に繰り返す。1日3回できなくても、できるだけ続けることが効果的。万一、練習中に気持ちが悪くなったり、動悸やからだに痛みが出るなどした場合は中止する。

④自然や動物とふれあう

◆ダイビングや山歩きなど、アウトドアライフを楽しむ

自然とふれあうことによっても、免疫力は活性化します。たとえば、海に潜ったり（ダイビング）、山に登ったりすることで、脳幹が刺激されます。

脳幹は、ヒトの進化の過程のなかでもっとも古い脳。すべての運動神経線維と感覚

自然とのふれあいを大切に！

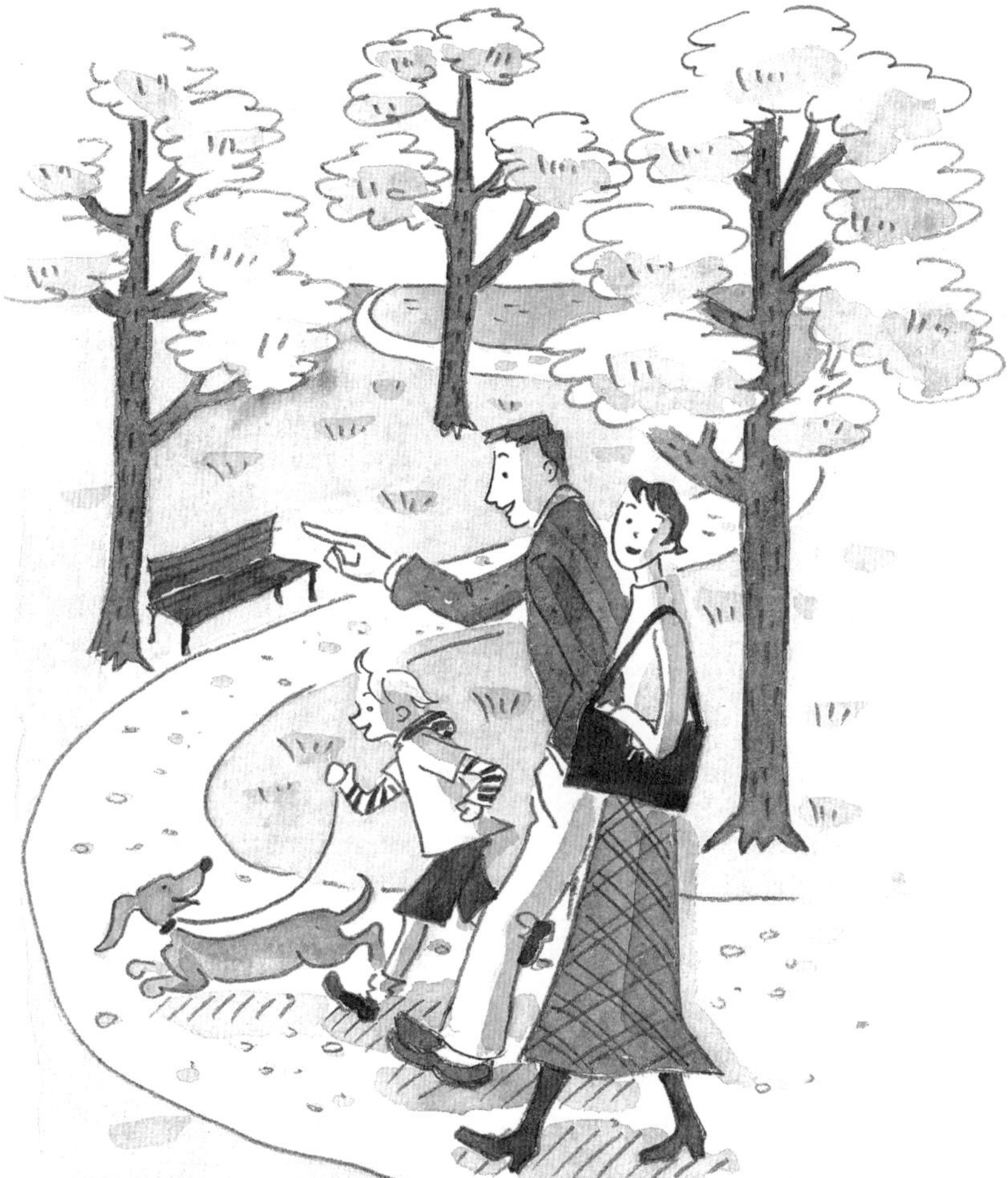

- ダイビングや山に登ったり、大自然を楽しむ
- 川遊びや森の散策など、アウトドアライフを楽しむ
- ネイチャーゲームなどで親子で自然とふれあう

神経線維がとおる脳の神経中枢部であり、呼吸や血液の循環、発汗による体温調節など、動物が生きていくうえで不可欠な本能的な機能をつかさどっています。

現代人、とくに若い世代ほど脳幹が不活性になっているため、本能のバランスがくずれ、生きる意欲がそこなわれているとの指摘もあります。

川遊びや森の探検などいろいろな自然体験をすることによって、単にからだを動かす効果だけでなく、脳幹が刺激され、本能が活性化してストレスに負けない力が養われます。自然体験は危険がともなうこともあるので、ストレスになるようにも思われますが、外敵に負けないたくましい生命力を培うことにもつながるのです。

ネイチャーゲームなどは、親子で楽しみながら自然体験ができます。また、アウトドアで遊ぶことは、適度に動物的な脳を刺激し、心身の機能が活性化されるのです。

◆ペットと暮らす

動物とのふれあいも、私たちに生きる力を与えてくれます。動物たちとのふれあいによる癒し効果を利用したアニマルセラピー※は古くから行われ、慢性疾患だけでなく急性疾患に対しても、積極的に治療に取り入れられてきました。

現在は、症状別に治療効果が検討され、感情調整や意欲向上、痛み緩和などにも応用されています。

人はみずからの存在が必要とされていることを意識することで、免疫力が高まります。ペット（同伴動物）をこころが通いあうパートナーとしてともに暮らすことは、生きがいを与えてくれますので、積極的に彼らとふれあうことで元気を養うことができるのです。

⑤プラス思考に変える

同じストレス（できごとや刺激）を受けても、その反応のしかたは人によってさまざまです。たとえば、会社の業績が落ちて減給されたときに、「もうこれだけしかもらえない」と絶望的になる人もいれば、「これだけもらえるだけでもありがたい」と前向きにとらえられる人もいます。

そこで、もっとも大切なことは、自分のストレスの受け止め方、つまり、もののとらえ方や考え方です。ものごとを前向きにとらえられる人は、ストレスを上手に処理できます。

一方、ものごとを否定的にとらえる人は、ストレスがマイナスに働き、気力を失って自分を責めたり、反対に周囲に対して批判や愚痴が多くなり、その結果、対人関係がこじれるという悪循環に陥ります。

※アニマルセラピー
犬などが介在することで治療効果を期待する動物介在療法（Animal Assisted Therapy）。子どもや老人、身体機能障害者、精神障害者などに対して、医療従事者がボランティアの協力をもとに、治療のどこで動物を参加させるかを決定する。

◆自分のこころのクセに気づき、意識的にコントロールする

人間関係においてストレス耐性を強くするには、自分のストレスパターンをよく知っておくこと。

自分のこころがどんな場面で、どんな刺激によって、どんな不快感情をもちやすいのか、また、ストレスを感じると自分はどんな状態になるかを理解しておくと、意識的に気持ちをコントロールすることができます。

そして、悪いパターンにはまってしまわないために、ものごとのとらえ方を意識的に変えたり、気持ちを肯定的な方向へ切り替えたりと、自分なりの脱出・克服方法をみつけることが大切です。これを一般に「プラス思考」といいます。

ただし、心身ともに疲れきっているときや周囲の環境がいちじるしく悪化しているときに、「自分が前向きにならなければならない」と思うこと自体、強いストレスになるのも事実です。

また、「がんばらなければ」という気負いや、「自分は何もできない」という挫折感などはうつ状態を招きかねません。したがって、「プラス思考にならなくては……」ではなく、「こうとらえたらどうだろう」と多面的なものの見方をしてみることが大切です。

ものごとに対する感じ方や受け止め方は人それぞれ違い、ストレスの原因もそれぞ

れですから、対応のしかたも多様にあるはず。過度のストレスは、体内に〝毒素〟を生成させ、心身に大きなダメージを与えるので要注意となりますが、適度のストレスは、目の前の障害や壁を乗り越えることで、ストレス耐性を強化し、自分自身を向上させていくための活力につながります。

このように、健康的な生活を送るうえでストレスは絶対悪ではなく、自分の対応のしかたしだいで善玉（プラス）に変えることができるものであり、要はいかにじょうずにつきあっていくかがポイントなのです。

◆認知療法で考え方の歪みを知る

うつなどの症状に対応する心理療法として用いられているのが、認知療法です。

認知療法とは、自分の心理的な問題を理解し、解決するカギは、自分自身の意識の範囲内に存在しているという視点からのアプローチです。

ゆううつになったり、感情が不安定なため、社会にうまく適応できない人のなかには、歪んだ（かたよった）もののとらえ方（＝認知の歪み）をしていることが原因と考えられる場合が多くあります。

そこで、自分の「認知の歪み」のパターンを修正したり、柔軟性の高いものに変化させることができれば、気分を改善したり、自分の感情をコントロールすることに役立つことから、認知療法がセルフヘルプの方法として用いられています。

自分で認知の歪みをチェックし、考え方をコントロールすることができれば、一見悪玉にみえるストレスも善玉に変えることができ、※ストレスマネージメントにつながります。

自分は次のようなかたよった思考をしていないか、自分の認知の歪みに気づくための簡単なポイントを示しておきますので、参考にしていただければと思います。

[自分の認知の歪みに気づくための自問自答法]

1　なんでも「黒か？　白か？」といった二者択一、両極端のものの見方をしていないだろうか？

2　条件反射的な思考パターン（自動思考）として、「いつも○○だから」とか、「けっして○○ない」といった極端な表現を使っていないだろうか？

3　たったひとつのできごとや体験を理由に、自分をダメだと決めつけ、非難していないだろうか？

4　自分の弱い面や短所ばかりをみて、裏側にある強い面や長所を見逃してはいないだろうか？

5　必ずしも自分の責任でないことについて、自分を責めていないだろうか？

6 自分と直接かかわりのないことを、自分と関連づけて考えていないだろうか？

7 自分は完璧でありたい、あるいは、完璧であらねばならない、と思い込んでいないだろうか？

8 ものごとの悪い面（ネガティブな面）だけを見て、悲観的になっていないだろうか？

9 たいへんな状況が訪れる可能性だけを過大にとらえていないだろうか？

10 あるできごとの意味を誇張してとらえていないだろうか？

11 ものごとをあるがままに受け止めて対処しようとしないで、「○○であらねばならない」と考え込んでしまい、一人で悩んでいないだろうか？

12 現在の状況を変えるために、自分は何もできないと決めつけていないだろうか？

13 行動に移す前に、初めから「どうせ○○だろう」と否定的に予想していないだろうか？

14 自分が期待したような反応が相手から得られなかったとき、「こんなにも○○してあげたのに」と極端に落胆していないだろうか？

15 誰かに相談したり、力を貸してもらうことが、恥ずべきことだと思っていないだろうか？

※ストレスマネージメント

ストレスに対する耐性を決定するさまざまな要素に対して、条件づけや学習を重ねていく方法。ストレスに体が過剰に反応しないようコントロールするなど、ストレスの軽減や回避を行う。

日常生活のなかでできる毒出し療法

古来より数多くの人たちによって実践されてきた各種の民間療法や、最近話題を呼んでいる代替療法などのなかにも、体内毒素を排出し、免疫力を高めるために有効な方法があります。専門知識や技術がなくても手軽にでき、また経済的にもさほど負担がかからず、一人でも、また家族でもできる家庭療法をご紹介したいと思います。

①アロマテラピー

アロマテラピーは、単にエステティックの分野だけでなく、最近は医療分野などでもその効果が期待され、日本でも、医療の現場で役立つメディカルアロマ※をめざす医療従事者やセラピストなどがふえています。

アロマテラピーで使用されるエッセンシャルオイル（精油）は、薬のもとになる植物の有効成分で、古くから植物療法や芳香療法として各種の治療に用いられてきました。抗酸化作用のほか、強肝、強心、強壮、解毒、解熱、抗ウイルス、抗炎症、抗細菌作用など多様な作用をもち、用途もさまざまなので、家庭療法としても十分活用できます。たとえば、マッサージをする場合は、自分の好きな香りのエッセンシャルオイルを、ホホバなどの植物性のオイルで2〜3パーセントの濃度に薄めて用います。

皮膚からエッセンシャルオイルを浸透させることで、リンパ液や血液の流れを促進させ、免疫機能を活性化させる働きがあります。同時に鼻から芳香成分が吸入されるので、自律神経のバランスをととのえ、体内の酸化物質（毒素）の排出を促進させるという相乗効果が期待できます。ただし、妊娠中の人やアレルギーなどの異常がある人は避ける必要がありますので、専門家に相談してください。

ほかにも、アロマポットを使った芳香浴や、入浴時にバスタブのなかに1〜2滴たらすアロマバス、ティッシュに落として吸入する方法などがありますが、植物の有効成分はハーブティーとしても取り入れられます。いずれも心身をリラックスさせ、ホルモンの分泌をうながして、健康的なからだに導いてくれます。とくに、ストレス解消や疲労回復のためには、レモンやオレンジなどかんきつ系の香りがおすすめです。

②プチ断食

腸をきれいにして体内毒素を出し、免疫機能を高めるには断食が効果的。でも、本格的な断食は、医師の指導のもとで行わなければならなかったり、断食道場のような施設に宿泊しなければなりません。そこで、特別なことをしなくても簡単にできるプチ断食が話題を呼んでいます。イシハラクリニック院長でグルジア共和国科学アカデ

※メディカルアロマ

さまざまな植物の芳香成分を有機化学や薬理面からとらえて、治療や心身のケアを目的として用いるアロマテラピー（芳香療法）。エッセンシャルオイルは、感染症や自律神経系・免疫系・内分泌系に対して効果的に作用する。

ミー長寿医学会の名誉会員である、いしはらゆうみ氏が提唱しているプチ断食がそれ。

いしはら氏の著書『プチ断食ダイエット』（サンマーク出版刊）は、10～80代という幅広い年齢層の女性に支持されています。女性は冷え性の人が多く、そのため、からだの代謝が悪くなり、毒素の排泄機能も低下するため、からだを温めることが大切です。その点、このプチ断食はからだを芯から温める効果があります。

いしはら氏が提案するのは、朝食を抜いて黒砂糖またはハチミツ入りのしょうが紅茶を1日数杯飲むこと。「腸の働きを正常に保つ」（150ページ参照）で述べた、朝食はきちんととることと矛盾するようですが、冷え性対策や水太り体質の人は、この方法も効果的。朝、しょうが紅茶を飲むだけでからだが温まり、よけいな水分が尿や汗といっしょに排泄されます。夕食は好きなものを好きなだけ食べてもOKで、お酒も適量なら大丈夫。がまんせず無理なくできるので、リバウンドなどの心配もないとのこと。

この方法に、足湯や腰湯、ウォーキングや軽い体操を加えれば、痩せるだけでなく、健康増進になるのは確実です。

③健康体操

古くから民間で行われてきた健康体操も、毒に負けない丈夫なからだをつくるために大いに役立ちます。カルチャーセンターなどで行われている代表的なものをご紹介しますので、自分に合ったものを選んで実行してみてはいかがでしょうか。

◆自彊術(じきょうじゅつ)※1

日本で最初の健康体操といわれる自彊術。日本の心身医学の生みの親である九州大学名誉教授の故・池見酉次郎(とりじろう)博士が、セルフコントロール法として長年実践し、推奨してきた方法です。中国の導引術の流れを汲み、脳幹部へ働きかけ、心身両面のアンバランスを再調整する効果があります。感情面でイライラが溜まっていたりする場合、静的な自己調整法よりも、自彊術のように動的な方法が入りやすいようです。

◆真向法(まっこうほう)※2

1933年頃、長井津(わたる)氏によって創案。長井氏が脳溢血で倒れ半身不随となったとき、仏典のなかで真の礼拝の形を発見し、それを応用して4種の健康体操を考案したのが始まりです。正しい呼吸法で足や腰、肩などの筋肉をゆっくり動かすことで、自然治癒力が高まり、体質が改善されていきます。1969年に当時の文部省から認可を得て公益法人として組織化。現在、ほとんどの都道府県に真向会があり、海外にも普及していて、100万人の実践者がいるといわれています。

※1 自彊術
31の動作をリズムに乗せて15分で行う全身体操。1日2回行うだけで全身が強化・調整される。

※2 真向法
4つの基本体操のほか、2人一組で行う補導体操がある。座って行うので、年齢や体力、身体の柔軟性に関係なく手軽に取り組める。

◆野口体操

東京芸術大学の故・野口三千三名誉教授は、「体操とは、からだに貞くこと。それは自分自身のからだの動きの実感を手がかりに、自分とは何か、人間とは何か、自然とは何かを探検する営みである」ととらえ、独自の方法を編み出しました。野口体操の特徴は、よぶんな力をぬくことで、自然で無理のないゆったりとした動きをすることです。

基本となるのは、「生きている人間のからだは、皮膚という生きた袋のなかに液体状のものがいっぱい入っていて、そのなかに骨も内臓も浮かんでいる」というとらえ方です。

④リンパマッサージ

リンパマッサージとは、からだの老廃物を運ぶリンパ液の流れをスムーズにすることで、尿として排出しやすくするものです。自分で短時間に無理なくできるので、適時行うとよいでしょう。ただし、発熱時やケガ、化膿した部分などがあるときなどは行わないようにします。

基本動作は、もむ・押す・さするの3つ。1つの動作について、3回以上繰り返すのがコツです。ここでは、便秘や腰の冷えに効果的な方法をご紹介します。マッサージするときに、お気に入りのエッセンシャルオイルを使うと、さらに効果的です。

【便秘&腰の冷えに効果的なリンパマッサージ】

1 両脇腹から足のつけ根へ向かってさする。
2 足のつけ根（リンパ）を押す。
3 おなかを時計まわりに押す、さする。
4 腰からお尻の中央を上下にさする。
5 お尻から足のつけ根に向かってさする。
※以上の1～5の動作を、3回以上繰り返す。

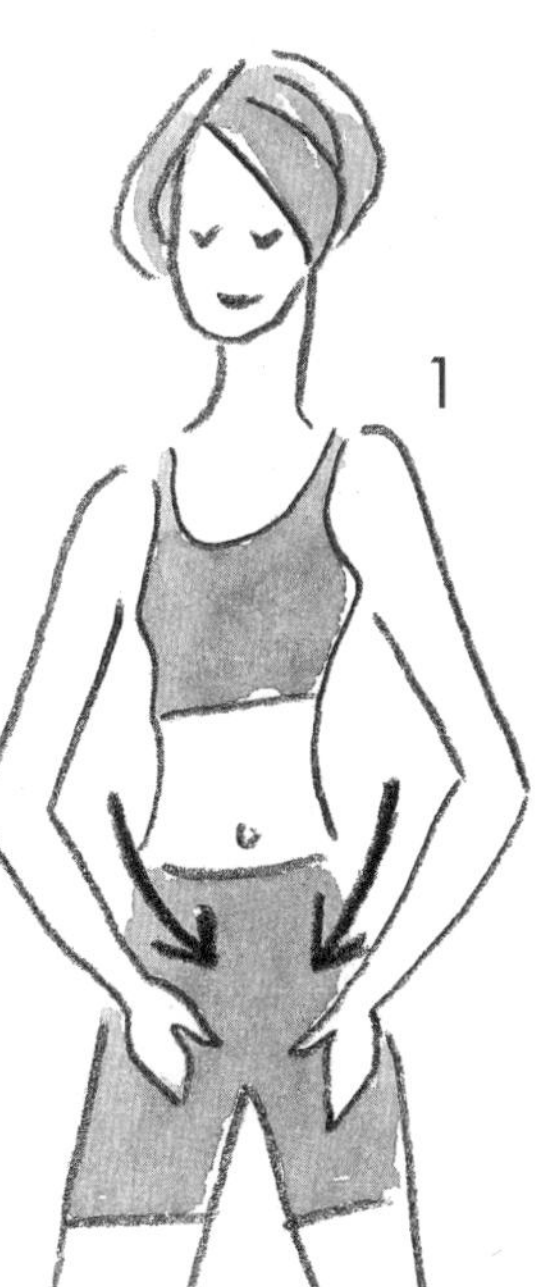

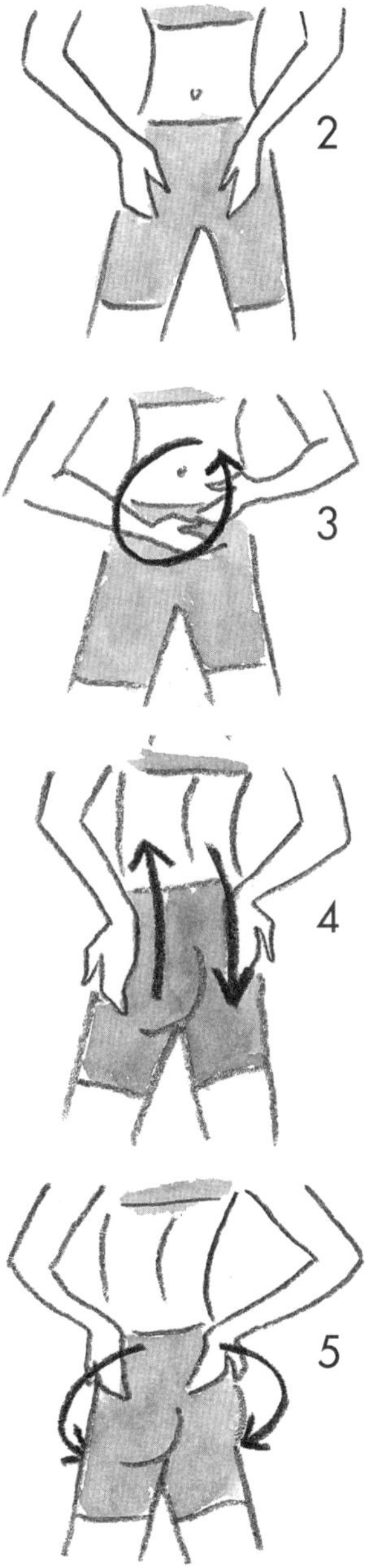

⑤吸い玉療法

古くから世界各地で行われてきた吸い玉療法は、吸覚療法、真空浄血療法とも呼ばれています。

ガラス製やプラスチック製の玉状の器具（カップ）を皮膚に吸着。カップのなかを真空状態にして皮膚を吸引することによって、体内のガス（二酸化炭素）を排出し、血行をよくする伝統的な民間療法です。

ホルモンの調整、内臓諸器官の活性化、自律神経の調整、マッサージ効果などがありますので、肩こりや腰痛、頭痛や生理痛などに効果的です。

数秒でカップのなかを真空状態にする電動式の治療器が開発されたことで、広く一般に普及しました。最近では、エステティックサロンやマッサージ店などでカッピングとして知られ、若い女性たちのあいだでも静かなブームになっているようです。

一部の鍼灸治療院などでも体験できますが、通販などで器具を購入すれば家庭でも手軽にできます。ダイエットや美容効果も期待できるので、若い人から年配の人まで幅広く活用できます。

⑥磁気シャワー療法

代替療法として注目されているもののひとつに、磁気シャワー療法があります。

一般の磁気治療器具に用いられている磁石は永久磁石で、N極とS極の極性が変化せず、磁力の強さも一定で、作用する範囲も限定されています。

それに対して、磁気シャワー療法で用いられる磁石は、一般家庭用の電源を使って磁力線を発生させる交流磁気です。N極とS極が1秒間に50～60回入れ替わることによって、磁力線がからだの深部まで広範囲に作用します。

交流磁気の治療効果については、長年にわたって臨床実験や研究が行われ、すでに一部の医療機関で医療の補助として使われています。

肩こりの改善や血行をよくする効果に加えて、白血病細胞のアポトーシス（自滅）、血中セロトニンの増加、免疫細胞の活性化、自律神経の安定化など多岐にわたる報告がされています。

血液がサラサラになることも確認されており、30分程度からだにあてていると、血流が促進されて体温が上がるので酵素の働きが活発になり、とくに冷えなどからきている病気には効果が期待できます。

服を着たまま使用でき、特別な知識や技術も不要。家庭用の治療器も販売されています。わたしのクリニックでも、ベッドに交流磁気を取りつけ、腸内洗浄のさいに患者の血流を促進させ、整腸作用をうながすために活用しています。

⑦家庭でできる腸内洗浄

わたしのクリニックでは、専用の機械を使って腸内（大腸）洗浄を施していますが、家庭でできる腸内洗浄法としては、コーヒー洗浄をおすすめしています。

肛門からコーヒーを入れて大腸のなかを洗い流すコーヒー洗浄は、約70年前に米国の医師マックス・ゲルソンによって始められた、ゲルソン療法※として知られるガン治療法のひとつです。

腸全体の働きを正常化することによって、肝臓の代謝機能を回復させ、からだの解毒作用をうながして、治癒力を高めることが目的です。コーヒーに含まれているカフェインやテオフィリンなどの有機酸が、大腸（直腸、S状結腸、下行結腸、横行結腸、上行結腸）から門脈を通じて肝臓に入り、肝臓細胞内で処理された毒素や老廃物の排出をスムーズにしてくれるのです。

日本でも、腸内洗浄用のコーヒーエネマ液体（カフェコロン）と、液体を腸に挿入する器具（SBバッグ）がセットになったキットが販売されていて、値段も手頃です。

便秘薬などと違って副作用の心配がなく、とくに医師の指導がなくても一人できます。ただし、痔や腸に障害がある人は医師に相談してください。

期待できる効果としては、宿便と便秘の改善、美肌効果、慢性的な生活習慣病の予防、肝機能の改善、ニキビ、吹き出物、イライラ、不眠、肩こり、疲労回復、血行促進など。

たとえ毎日排便があっても、腸のヒダに食べもののカスなどの老廃物が付着していて（いわゆる宿便）、腸内はたいへん汚れています。腸の洗浄と肝臓の解毒機能を高めるために、ぜひお試しを。ただし、1日に1回のみ、食後1～2時間の決まった時間に行うのが基本です。

※ゲルソン療法

米国のマックス・ゲルソン博士が1930年代に開発した治療法。ガンを全身の栄養障害・代謝障害ととらえ、食事によってガン細胞を退縮させたり再発を予防したりする。生野菜ジュース、塩抜き、脂肪や動物性たんぱく質抜きのメニューが中心。

コラム・毒消しライフ

入浴に使える木酢液の抗酸化＆毒素排泄パワー

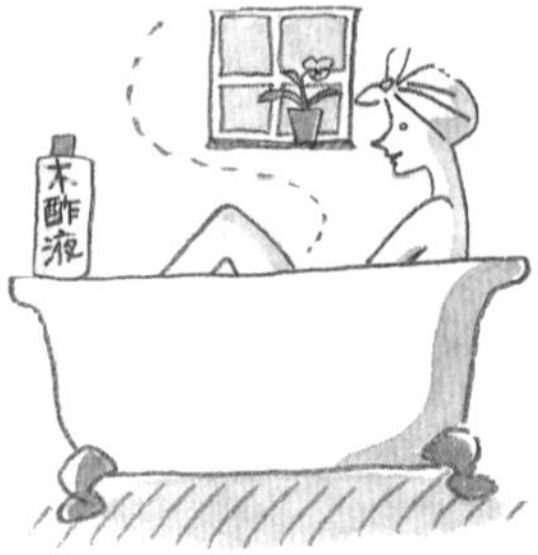

炭焼きの煙に含まれるエキスを濃縮した木酢液。昔から炭焼き小屋で、腹痛の改善や傷の殺菌などに使っていたそうです。

木酢液に含まれる約300種の成分が複合的に作用して、消臭・抗菌・殺菌効果を発揮。喘息や過敏性肺炎など、気管支系のアレルギー疾患を誘発するカビ菌の駆除にも効果的。また、炭研究の第一人者・岸本定吉博士によって、強い抗酸化作用をもつポリフェノールが含まれていることが明らかに。

木酢液は、お湯のなかに入れると肌と同じ弱酸性になるので、天然の入浴剤として使用できます。肌がしっとりし、皮膚炎、乾燥肌のかゆみに効果的で、アトピー性皮膚炎が改善したという報告もあります。

また、水の分子集団を小さくしてお湯をなめらかにするので、からだが芯から温まり、湯冷めしにくくなります。ペットのシャンプーに入れて使うと、ダニがつきにくくなることも。ただし、すべての人に合うというものではありませんので、はじめは濃度を薄くして、1週間程度ようすをみるとよいでしょう。

木酢液を選ぶときは、不純物がなく透きとおった、ワインレッドのような色の、品質の高いものを。肌を若々しく保ち、毒素排泄をうながす天然入浴剤として、木酢液を活用してみてはいかが？

第6章

〝毒消し〟療法は
ここまで進んでいる！

ジワジワと広がる「デトックス」への関心

解毒を目的としたデトックスは、日本でも徐々に浸透してきているようです。

からだのなかから美しくなりたいと願う、多くの女性たちの願望に応えるように、毒素排泄をうながす作用のある化粧品やサプリメント類の開発が進展。美肌コスメや新しい健康食品が次々に販売され、市場に出ています。

デトックスの有効な手段のひとつである腸内洗浄も、イギリスの故・ダイアナ妃や世界的な人気シンガーのマドンナなどが利用していたことから評判になりました。その後、欧米の女性たちを中心に徐々に広がり、腸内洗浄に関する情報が日本の女性誌などでも頻繁に紹介されるようになっています。

「コロンセラピー」「コロンクレンジング」「体内洗浄」「大腸洗浄」などの呼び方でも知られており、みなさんも一度は耳にされたことがあるかもしれません。わたしのクリニックでも、数多くの女性が腸内洗浄を体験され、これまでさまざまなメディアが取材に来ました。

このように、現在話題を呼んでいるデトックスや腸内洗浄。じつは古くからアーユルヴェーダなどでも行われ、また、※エドガー・ケイシーが、多くの病に悩む人たちにすすめていた「コロニクス」という毒素排泄法とも基本的には同じものです。

日本では超能力者として知られているケイシーは、米国ではこころとからだ、そしてスピリチュアルなもの（魂の領域）まで統合的にケアするホリスティック医学の生みの親として有名です。ヒマシ油湿布やりんごダイエットなど、ケイシーが残したさまざまな療法に関する研究機関や専門クリニックもあるほどです。

一方、欧米では、女性たちのあいだにデトックスの習慣が長く定着しています。約1か月間療養所に滞在して、浄化作用のある自然食品などを取り入れながら体内の毒素を排出。宿便のない腸とサラサラの血液を作るための、デトックスプログラムに沿った生活を送ります。

その結果、肌が内側から美しくなり、免疫力が高まって新陳代謝もよくなり、結果的にダイエットにもつながるので、定期的に利用している人も多いのです。日本でも、玄米食やアロマトリートメントなどで、効果的に体内の毒素を排出する「デトックスプラン」を提供する宿泊施設も出てきました。

※エドガー・ケイシー

1877〜1945年にかけて米国で活躍した特殊能力者。催眠状態に入ると超人的な能力を発揮し、あらゆる難病に対して診断と治療法を与えることができたという。その効果は科学的にも裏づけられ、世界的に注目されている。

老化防止や美容と病気の予防におすすめの腸内洗浄

わたしのクリニックを訪れる人は、銀座という土地柄もあって若いＯＬが多いのですが、便秘や下痢、アレルギーなどに悩んでいる人以外に、最近は肌をもっときれいにしたい人や、ガン予防のために遠方から来る男性もふえてきています。

クリニックでは、誰でも安心して手軽に取り組める予防医学という観点から、老化防止という意味のアンチエイジング療法の一環として腸内洗浄を行っています。

そのほか、いくつかの機能性食品を組み合わせて用いたり、ガン患者などに効果的な心理療法であるサイモントン療法の専門カウンセラーをスタッフに配置。こころとからだの両面から統合的にアプローチすることを心がけています。

腸内洗浄は、便秘だけでなく、消化不良や不眠、アレルギーや生理不順、肌荒れなどに対して顕著に効果が出るためか、マスコミで知ったり、口コミで紹介されて来る人が最近とくにふえてきています。

しかし、まだ腸内洗浄についてご存じない読者のなかには、「いったいどんなことをされるのか?」と不安を抱かれる人や、浣腸と誤解されている人もいるかもしれません。そこで、まず浣腸との違いについて、簡単に説明しておきたいと思います。

浣腸は、簡単にいうと排便・排ガスをうながすための治療法。直腸の先端部分に溜まっている便やガスを出す方法です。

それに対して、腸内洗浄は、大腸内を洗浄して清潔さを確保するためのもの。したがって、直腸だけでなく、S状結腸、下行結腸、横行結腸、上行結腸の盲腸のあるところまで広範囲にわたって洗浄することができるのです。

排便のメカニズムを少し説明しますと、まず、胃で消化されて小腸から送られてきた液状化した食べものは、上行結腸から横行結腸を進むあいだに水分が吸収されて粥状になります。そして、下行結腸でさらに固まり、S状結腸で固形物の便となって直腸に押し出されます。そこで、ある程度便が溜まると、便意をもよおし、脳からの指令を受けて便が肛門から排泄されるわけです。

ところが、S状結腸から直腸のあいだに長く便がとどまると、どんどん水分が失われて、便がカチカチになってしまいます。この便を出さないでいると、腸のなかに詰まってしまい、滞留便、すなわち便秘の状態になります。

数日間便秘が続くと、便の毒素が再び腸から吸収されて体内に逆流。この毒素や過剰な活性酸素が、肌荒れ、イライラ、肩こり、ガンなどの原因になるのです。

したがって、日頃から排便をうながすために、水分や食物繊維を十分に補給することが大切です。慢性的な便秘で症状の悪化が懸念される場合は、外から刺激を与えてやる必要があり、安全性や有効性からみて、できれば医療機関で腸内洗浄を受けることをおすすめします。

実際にわたしのクリニックで腸内洗浄を行うと、大腸内に溜まっていた便や老廃物がたくさん排出され、「こんなにあったの?」と本人が驚くほど「宿便」が大量に出る場合がほとんど。とはいうものの、現在の医学の考えでは「宿便」というモノを認めておらず、日本では、腸内洗浄を行っている医療機関は数えるほどしかありません。ですから、腸内洗浄はたいてい家庭で個人的に行っているというのが現状です。

前述したように、欧米では美容・健康法として急速に広がっており、患者のニーズに応える形で医療用の腸内洗浄装置も普及しています。わたしのクリニックでもその専用装置を導入しており、ほとんどの人が3~4回程度の腸内洗浄によって症状が改善され、肌もみずみずしくなっていきます。

腸内洗浄を行うことで、偏った食事や食べすぎ、飲みすぎ、ストレス、抗生物質等の薬のとりすぎ、過労、加齢など、さまざまな原因でくずれてしまった腸内細菌がバランスを取り戻していきます。その結果、消化器を浄化、刺激して細胞を若返らせることにつながるのです。要するに、「腸の健康」=若返りは、「からだ全体の健康」=若返りにとって不可欠だということです。

大腸のなかの便の状態

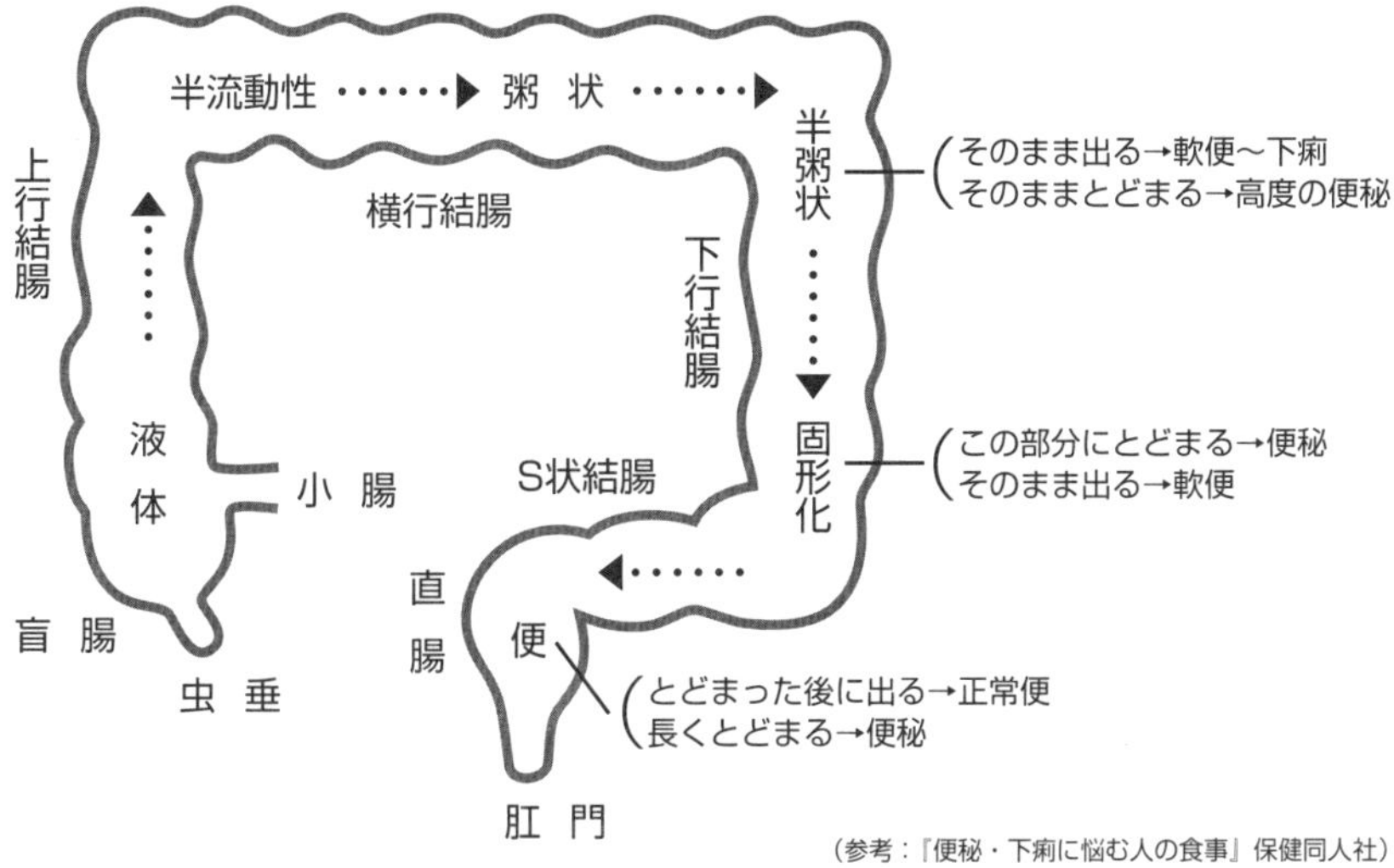

（参考：『便秘・下痢に悩む人の食事』保健同人社）

あなたの腸は健康？　それとも不健康？
便の健康チェック！

腸が健康な人の便	腸が不健康な人の便
量が多い	量が少ない
やわらかい	かたいまたは水様便
臭いが気にならない	臭いが気になる
水に浮いている	水の底に沈んでいる
お通じが数秒で終わる	お通じに何分もかかる

それではここで、当クリニックで行っている腸内洗浄の手順を簡単に説明しておきましょう。

【腸内洗浄の手順】

1　おなかの状態などについて問診表に記入後、ドクターとカウンセリング。

2　施術室で使い捨てのガウンに着がえます。

3　ベッドの上で横向きになり、アプリケーターを直腸に挿入したのち、仰向けになり施術開始。

4　洗浄機からコロンホースを通じてお湯が腸内に流し込まれます（水はろ過されており、人肌程度に温められています。また、圧力も適度に調整されています。コロンホースは使い捨てのもので、施術ごとに取り換えられます）。

5　お湯が十分腸内に流し込まれたら、今度はそのお湯を排出します。このとき腸内の老廃物がいっしょに排出されます。約40分間、この流入と流出を繰り返します。このとき、おなかをリラックスさせるため、看護師による軽いマッサージが行われます。排出物は直接下水管に流れるので、不快な臭いはありません。

6　場合により、ミネラルや乳酸菌エキス（天彌（あまみ）、206ページ参照）が注入物として加えられ、施術終了。

毒素の影響を受ける部位と症状

部　位	症　状
脳や神経系	疲労感、うつ、イライラ
肺	口臭
消化器	皮膚病、アレルギー、皮膚の黄ばみ
関　節	関節の硬化、炎症（痛み）

腸内洗浄で改善されるおもな症状

- ●便秘（慢性・急性）
- ●下痢
- ●消化不良
- ●ガス
- ●ヘルニア
- ●痔
- ●疲労感
- ●めまい
- ●頭痛
- ●腰痛
- ●不眠
- ●アレルギー
- ●肺病
- ●喘息
- ●低血糖
- ●ニキビ
- ●湿疹
- ●乾癬を含む皮膚病
- ●体臭
- ●アルコール
- ●薬物
- ●ニコチン中毒
- ●有毒化学薬品の解毒
- ●乳腺症
- ●風邪
- ●生理痛
- ●インフルエンザおよび咽喉痛
- ●肝臓
- ●腎臓
- ●リンパ系の解毒と活性化

など

7　施術室ごとについている専用のトイレで、ゆっくり残りの水様便を排出してもらいます。

1回の所要時間は1時間程度で、排泄物（便）の量は、個人差もありますが、だいたい1～2キログラム程度です。

腸内洗浄の回数については、個人差があるので、まずカウンセリングをしてプログラムを組む必要があります。健康な人でも、健康維持のため、月に1度は腸内洗浄を行うことをすすめています。ただし、血便、貧血、心臓病、高血圧、胃腸のガンあるいは大腸炎のような炎症などがある場合は、避けたほうがいい場合がありますので、あらかじめ相談してください。

便秘という自覚がない人でも、長い腸管の曲がり角などにこびりついている滞留便があるので、油断は禁物。とくに脂肪の多い食事をしていると滞留便ができやすく、それによって腸が空気を入れた風船のように長く伸び、機能を低下させてしまいます。

一般的には、1か月～1か月半ほどあいだを空けて3回程度受けていただくと、腸内の老廃物がそのつど排泄されてきれいになります。なかには1～2回で肌のくすみがとれた人もいます。

毒素を手軽に排出するには「ファスティング」がいい

遠方の人や仕事や家庭の事情でなかなか来院できない人などには、便秘予防や腸内環境を整えるために「ファスティング」をすすめています。

ファスティングは、日本語では「断食」と訳されていますが、本来の意味は、化学物質などの毒物を体外に排出することを目的とした一種のダイエット法。一般的な断食とは異なり、通常の食事を3日間ストップし、その代わりにビタミンやミネラルを豊富に含んだ発酵野菜ジュースで必須栄養素を補う方法です。

単に痩せることだけが目的ではなく、体内に必要なものは残したままで、蓄積された有害物質や老廃物を排出し、さらに余分な脂肪も燃やして、血液の循環をよくするというもの。したがって、3日間、特製のファスティング・ジュース※と水分だけで過ごすのが理想的なやり方です。

わたしがおすすめするファスティング・ジュースは、アントニオ猪木やイチローなどのプロスポーツ選手の栄養指導で知られる、杏林予防医学研究所所長で分子栄養学博士である山田豊文氏によって開発されたもの。各種の有効成分を含んだ野草や野菜、

※ファスティング・ジュース
よもぎ、どくだみ、たんぽぽなど35種類以上の野草、トマト、きゅうり、キャベツ、ほうれんそう、パセリ、大根ほか15種類以上の野菜、りんご、パパイヤ、パイナップルなどの果物に、根こんぶ、貝化石、オリゴ糖などを加えた発酵食品。

果物などの原料にハチミツを加え、1年以上かけて自然発酵させた酵素飲料です。

このジュースだけで1日に約900キロカロリーのエネルギーが摂取できますので、3日間でもさほど空腹感は覚えませんし、多種類のビタミン、ミネラル、アミノ酸などがバランスよく配合されているので、からだには非常に有効です。

家庭の事情や仕事の都合によって、3日間の断食は難しいという人には、1日ファスティングや半日ファスティングという方法もあります。

"毒消し"のためのこころ強い助っ人たち

前項では、医療機関で行っている腸内洗浄や、自宅で行えるファスティングをご紹介しました。このほかにも、腸内環境をととのえたり、有害物質を体外に排出する働きのある食品や製品がありますので、ご紹介しましょう。

あっというまに腸内環境をととのえる乳酸菌エキス「天彌（あまみ）」

わたしのクリニックでは、腸内洗浄の際に「天彌」と呼ばれる乳酸菌エキスを用いています。「天彌」は、良質の大豆（国産無農薬栽培）と奥長良川の水を使い、16種類の乳酸菌と酵母菌を共棲培養して得られた分泌エキスです。必須アミノ酸をはじめ、ビタミンB_6、B_{12}、葉酸、パントテン酸、ビオチン、イノシトール、ナイアシン、各種ミネラル等を含んだ食品として一般販売されています。

開発者は、長年にわたり発酵と微生物について研究してきた中村クリニック院長の中村和裕氏。中村氏のすばらしい点は、従来の研究やビジネスの枠を超えて「人間と微生物との共生・共棲」を目的として、純粋に地道な研究活動を続けてきたことです。

すでに述べたように、デトックスのポイントは、毒素を排出すること。さらに、腸内洗浄後、いかに腸内環境をととのえるかという点も非常に重要です。

腸内洗浄によって「宿便」や老廃物を取り除いたとしても、その後のケアが不十分だと善玉菌も減少したまま。腸内フローラのバランスがくずれ、栄養素なども効果的に吸収されません。そこで、腸内環境をととのえるために、ただちに乳酸菌などの有用微生物（善玉菌）を腸内に入れることが大切です。

「天彌」は、特殊技術によって抽出した純度100パーセントの原液ですから、温度や酸に影響されず、腸内環境を素早くととのえます。「天彌」には手頃な価格のコンパクトタイプもあり、飲みものなどに数滴たらしてとることができます。

また、ゼラチンとグリセリンのソフトカプセルで包んで飲みやすくした「天彌クラン」も販売されています。

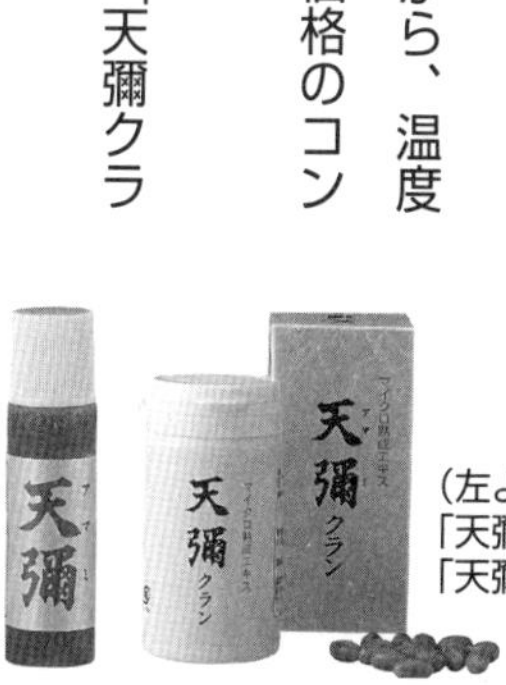

（左より）
「天彌」原液エキス10cc、
「天彌クラン」120粒入

「天彌」「天彌クラン」は医薬品や医薬部外品ではありませんが、わたし自身が実際に臨床に使ってみて、その効果を実感しています。

※問い合わせ先　株式会社メディカルブレイン　TEL03（5537）6019

医療機関も認める米ぬかパワー機能性食品「米ぬかアラビノキシラン」

免疫力を上げる効果にすぐれ、毒消しに役立つ機能性食品として、米ぬかの成分を酵素処理した「米ぬかアラビノキシラン」を使った商品があります。

わたしのクリニックでも臨床に応用していますが、これまでに、乳ガンの再発の危険性がある女性の腫瘍(しゅよう)マーカーが低下したり、子宮ガンの手術をした女性が術後5年たって再発の不安が薄れたり、C型肝炎の女性のGOT、GPTが正常範囲に安定するなどの結果が出ています。

これまでにも、きのこや米ぬかに含まれるアラビノキシランには、免疫細胞を活性化する働きがあることが知られていました。しかし、未加工の状態ではその力が発揮しにくく、食物繊維としての効果を期待することしかできずにいたのです。

そこで、しいたけがもっている酵素を利用し、米ぬかアラビノキシランを変化させて体内に吸収しやすくしたのが、米ぬかアラビノキシラン誘導体です。

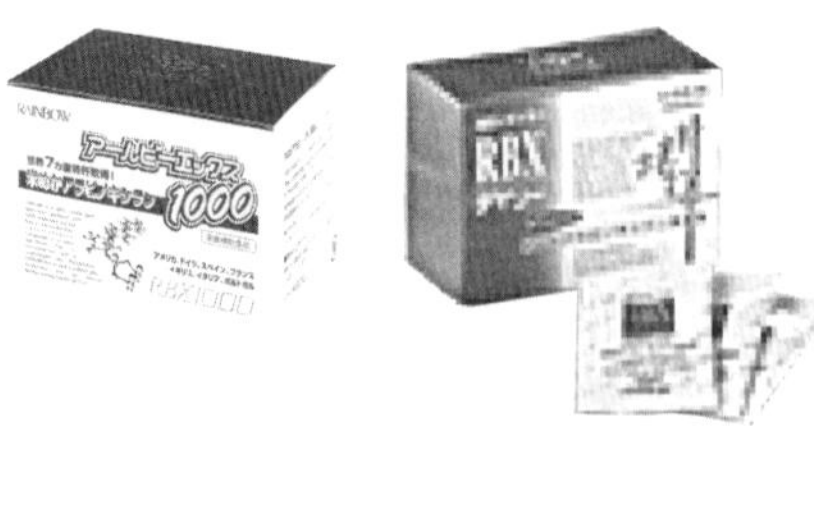

（左より）
「米ぬかアラビノキシラン」を使った商品
「RBX1000」2g×30包入、
「RBXデイリー」1g×30包入

有効成分の吸収率が高まったことによって、より効果的に免疫細胞に働くようになり、NK細胞を活性化してガン細胞を抑制する働きが発揮できるようになったのです。

最近では、ガン以外に、HIV（エイズ）患者への投与試験でもその有用性が認められつつあり、すでに欧米では、2000人以上の医師が約5万人の患者に用い、日本国内でも400以上の医療機関で使用されています。

米ぬかアラビノキシラン誘導体を、体内でより効果的に働かせるには、たんぱく質やビタミン、ミネラル、炭水化物、脂肪などの栄養素のバランスがとれていることが大切。その土台がしっかりしていれば、さまざまな症状を改善するための重要な働きをしてくれます。米ぬかアラビノキシランのおもな原料は、低分子の可溶性の繊維質。腸管から吸収され、免疫調節作用を発現しやすくなっているので、腸内環境をととのえるにはとても有効です。

※問い合わせ先　株式会社メディカルブレイン　TEL03（5537）6019

世界初！　有害ミネラルを狙い撃ちする画期的なデトックス飲料&サプリメント

次にご紹介するのは、手前みそで恐縮ですが、わたしが商品開発に携わったデトックスのための清涼飲料水とサプリメントです。

これらは、わたしの30年前からの化学技術者としての知識と、その後の医師としての経験から作り出したもので、現在、特許出願中となっています。

第2章で述べたように、実際に数多くの患者のからだに有害ミネラルが蓄積されている現実に直面したことで、デトックス効果のある食品の必要性を痛感したことが特許を出願した理由です。そして、茨城県のヒ素中毒の問題が浮上する数か月前に、大手飲料水メーカーとの商品開発の話があり、まるで何かに後押しされるように、新商品の開発プロジェクトがとんとん拍子に進みました。

少しずつ蓄積する可能性がある有害ミネラルならば、手軽に利用できて、毎日少しずつ毒消しを行える飲みものがあればいい……。そんな発想からスタートし、安全性に問題がなく、効率的に作用して、しかも手頃な価格であるという条件を満たす清涼飲料水と、携帯に便利なサプリメント（商品名「ドクリア」「DXパワー」）としてこのたび商品化されました。その内容成分についてご説明しましょう。

まず、デトックス飲料のもとになる〝水〟。今回のデトックス飲料は、体内に入って初めて有害ミネラルと結合することを意図したため、原料の水にはできるだけミネラル成分を除いたもの（真水）を使用しています。

この真水に、有害ミネラル、とくに有害な重金属と結合して体外へ排出する成分を溶かし込みます。有害な重金属と結合する化学物質は、キレート剤（62ページ参照）

と呼ばれるものです。化学物質といっても、クエン酸のように、これまで食品添加物として許可された天然成分がほとんど。安全性が高く、天然成分のもつキレート化合物形成能力を利用して作られています。

発売にあたっては、メーカーによって種々の検査が行われ、飲用するだけで、水銀、カドミウム、アルミニウム、鉛などの有害ミネラルが排出されるというデータの裏づけがあります。さらに、予想していなかった、その他の有害ミネラルまでも排出したというおまけまでつきました。もちろん、製品完成後の安全性試験においても、十分に安全性が確認されています。

2003年夏頃、これまでにないまったく新しいコンセプトの飲料水&サプリメントとして、販売される予定です。子どもからお年寄りまで幅広い層に受け入れられるように、飲みやすい味と食感にしてあります。

とくに、1日の食事からやむをえず体内へ入ってきた有害ミネラルを排出するために、夕食後2時間程度たってから利用すると、さらに効果が高まります。また、サウナや運動などで汗を流す前、あるいは遠赤外線の健康器具を使用する場合にも、デトックス飲料を200~300ミリリットル程度飲むことで、さらにデトックス効果が高まるでしょう。もちろん、デトックス飲料とサプリメントとの併用も効果大!

有害ミネラルの問題の一部分を日常的に解決する方法のひとつとして、積極的に利用していただければ幸いです。

※問い合わせ先　株式会社メディカルブレイン　TEL03（5537）6019

毒素を強力に排泄させるハーブ飲料「デトックス・コーディアル」

老廃物や毒素の排泄をうながすハーブ飲料としておすすめなのは「デトックス・コーディアル」です。りんご果汁をベースとして、新鮮で良質なハーブを多数ブレンド。胃腸の働きを高め、肝臓の働きを強化する作用があります。風邪ぎみのときなどにも効果的。ミネラルウォーターやお湯で10～12倍に薄めて飲むタイプなのでお得です。飲んでまもなく、喉のあたりから温かくなっていくのが実感できます。

「デトックス・コーディアル」の原材料は、りんご果汁、香辛料抽出物〈コリアンダー・カンゾウ〉、エキナセア抽出物、香料〈ダンディライオン（たんぽぽ）・バードック（ごぼう）・サルサパリラ・ミルクシスル（おおあざみ）・レッドクローバー・フェンネル・ジンジャー（しょうが）・ターメリック（うこん）・シナモン・クローブ〉、酸化防止剤〈ビタミンC〉です。

ほかに一般的な毒出し作用や免疫力アップにつながるハーブとしては、以下のようなものが代表的です。お気に入りのものを選んで、日頃からハーブティーやサプリメントなどで取り入れると、からだのサビ止め効果にもなります。

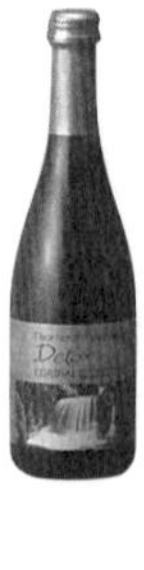

「デトックス・コーディアル」
375㎖

肝臓の疲れに（強肝作用）……………ミルクシスル、
ダンディライオンルート（たんぽぽの根）
血液の浄化に………………………ネトル、チャイブ、チコリ
リンパ系の浄化・免疫系の強化に……エキナセア、クリーバーズ、マリーゴールド、
レッドクローバー
自律神経の安定に……………………ラベンダー、ローズマリー、カモミール

最近では、ダイエットのためにハーブティーを飲む人も増えています。ハーブには、鉄、マグネシウム、カルシウム、カリウムなどのミネラル分、各種ビタミン、繊維質、たんぱく質などを含んだものが多く、シェイプアップ効果も期待できます。とくに、便秘症の人は、ローズヒップのハーブティーがよいでしょう。

※問い合わせ先　グリーンフラスコ株式会社　TEL03（5729）1663

活性酸素を無力化する清涼飲料水「EM-X」

ほかにも強い抗酸化力をもつ飲料水があります。それは「EM菌」から生まれた「EM-X」という飲みものです。

琉球大学農学部の比嘉照夫教授によって作り出された有用微生物菌、EM菌は、地球環境の浄化の決め手になるのではと、ひと頃大きな話題を呼びました。発酵剤であ

るEMボカシを利用した生ゴミ処理法に始まり、悪臭除去、汚水浄化、農業や畜産、家庭菜園など幅広く用いられ、それぞれの分野でその期待に大いに応えています。

その後、人体に直接取り入れる清涼飲料水として開発・販売されたのが、「EM-X」です。臨床医の立場でいち早くその効果に着目し、みずからの治療に取り入れた朝霞厚生病院名誉理事長の田中茂博士によると、ガン治療をはじめ、糖尿病、リウマチ、高血圧にも効果を上げているそうです。

その理由は、「EM-X」がもつ強い抗酸化力。EMに含まれる20余種の抗酸化物質を抽出し、濃縮しているので、ビタミンEやビタミンC、各種の植物由来のフラボノイド、γ(ガンマ)-オリザノール、ユビキノン、サポニンなどを多く含んでいます。さらに、各種の生理活性物質やミネラルも含み、安全性も各種試験によって確認されています。

希釈飲用、塗布、湿布、スプレー、クリームに混入、湯船に入れるなど、多様な用途で活用できます。

※問い合わせ先　EM-X予防医学研究所　TEL048（461）2009

有害ミネラルを排出してくれる遠赤外線サウナ「フォトンドーム」

遠赤外線には、からだを芯から温め、汗といっしょに有害物質を排出する働きがあります。遠赤外線を使った家庭用サウナや温熱パックなどさまざまな健康器具があり

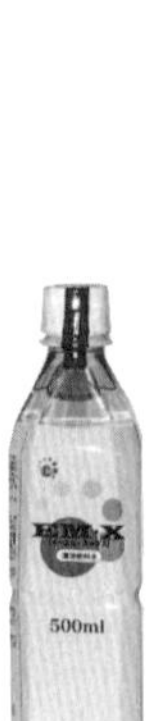

「EM-X」500mℓ
(200mℓ入もあり)

ますが、どんな製品がもっとも効果的かが問題です。

わたしのクリニックでは、比較検討した結果、特殊繊維を用いたコンパクトタイプのサウナ「フォトンドーム」を導入しています。

「フォトンドーム」がすぐれている点は、プラチナフォトンという特殊繊維が全身を包むように使用されていることです。プラチナフォトンは、世界19か国で特許を取得。遠赤外線のなかでも、とくに重要な生育光線と呼ばれる8～14ミクロンの波長を安定的に放出しています。この波長効果によって、細胞の代謝機能が促進され、免疫力の活性化や排毒効果が期待できるのです。

また、近年注目を浴びている光触媒作用があり、抗菌、防カビ、防ダニ、消臭など衛生、環境改善効果も。さらに、マイナスイオンや温熱作用が加わって、リラクセーションやシェイプアップ効果だけでなく、血流を促進し、有害ミネラル、なかでもヒ素の排出に優位なことが、これまでの臨床試験によって確認されています。

光と熱をより効率よく、効果的に全身に放射できる構造になっており、首から上が外に出るタイプなので、鼻や口の粘膜に熱などの刺激を与えません。

日常的に使用することによって、生活習慣病の原因となる有害物質などの危険因子を改善する働きがあるとして、医療機関などからも期待されている機器のひとつです。

※問い合わせ先　株式会社メディカルブレイン　TEL03（5537）6019

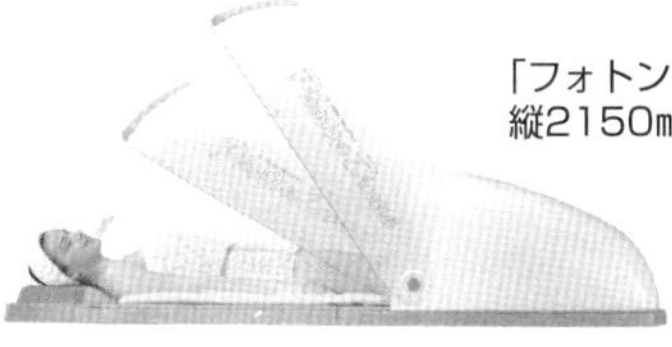

「フォトンドーム」
縦2150㎜×横825㎜×高さ575㎜

コラム・毒消しライフ

アンチエイジング（老化防止）のためのスキンケア

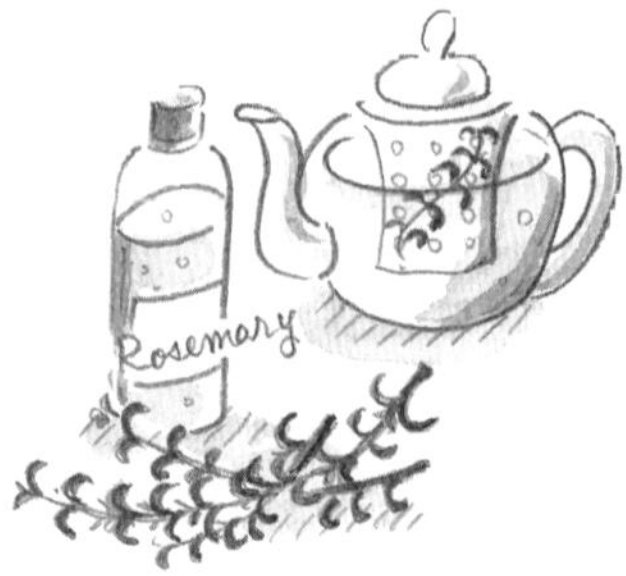

スキンケアの基本は、汚れを落とす、保湿する、刺激からガードするの3つ。その日の汚れはその日のうちに落としきることが大切で、十分に汚れを落としきれば、あとは保湿だけでOK。刺激を与えるものは肌になるべくつけないようにして、日頃から、紫外線対策、バランスのよい食事をとる、十分な睡眠、疲労やストレスを溜めない、からだを冷やさない、姿勢を正しくするなど、健康的な生活を送ることで肌の新陳代謝を高めるのがいちばんです。肌の新陳代謝がもっとも活発になるのは、夜10時頃から翌朝2時ぐらいのあいだなので、夜ふかしは禁物。洗顔には無添加・天然素材の石鹸がベストです。

最近はアンチエイジングのための化粧品が多数出ていますが、毒消しのために、昔から若返りのハーブとして知られるローズマリーを使って、化粧水を手づくりしてみてはいかがでしょう？　通常のハーブティーの2～3倍の濃さにして冷ますだけ。脂性肌の人はアルコール、乾燥肌の人はハチミツを少量混ぜます。当然、保存料は入っていないため、冷蔵保存して3日くらいで使いきったほうがよいでしょう。なかには肌に合わない人もいますので、ひざから下などに試してから使ってください。

たるみの解消や毛穴をひきしめるには、コラーゲン生成能力を高めるビタミンCが効果的。ビタミンCはビタミンPによってさらにコラーゲン生成能力をアップさせ、抗酸化作用を高めます。ビタミンC、E、Pをたっぷり含むローズヒップのハーブティーやサプリメントがおすすめです。

エピローグ

わたしが重金属（有害ミネラル）の問題を検討し始めてから、かなりの年月が経過し、「有害ミネラル対策プロジェクト」を立ち上げて、本格的な取り組みを開始してほぼ1年が経過しました。

現在では、臨床症状や毛髪分析の結果をもとに、有害ミネラル、とくに「水銀」に着目しながら治療を続け、かなりの結果を出すところまできました。臨床的に取り組むのが遅すぎた感はありますが、いくつかの理由が重なって、この問題を追求する難しさがあったことも事実です。

おもな理由としては、体内に蓄積した有害ミネラルの実態について、薄々と感じてはいたものの、わたし自身が十分に把握していなかったこと。そして、有害ミネラルの蓄積によって起こる諸問題について、どのように解決していけばよいか、その方策がみいだせなかったことが2つめの理由です。

振り返れば、いまから30年ほど前の大学時代のこと。工学部の化学科で、まともな勉強もせずぶらぶらと過ごしていた頃、わたしの周辺では水俣病などの公害問題が引き続き話題になっていて、学内の実験排水の処理方法に注目が集まっていました。日和見的な学生であったわたしも、繰り返し目にする学内の立て看板や、新聞記事に思わず目がいくこともたびたびでした。そんな環境のなかで、いつしか水銀を含む有害ミネラルの問題が、わたしの意識に深く刻み込まれていったのです。

それから三十数年という月日を経て、有害ミネラルの汚染問題への世間の関心が、こんなに衝撃的な形で目前に浮上してくるとは、正直、思ってもいませんでした。

そのような意味では、昨今の厚生労働省の「水銀汚染の恐れがある魚について……」の報告は遅すぎた感がぬぐえません。しかし、それ以前、2002年11月25日に発売された、ニュース週刊誌『アエラ』にはすでに重金属汚染の記事が掲載され、警鐘が鳴らされていたことを思えば、問題は徐々に表面化しつつあったことがうかがえます。

じつは、本書の執筆を始めてから、『アエラ』の編集者と偶然にお話をする機会があり、その方から記事掲載のいきさつをお聞きすることができました。編集担当者によると、昨年11月の時点で、『アエラ』への記事掲載を企画したとき、関係各所に取材協力をお願いしたものの、「日本国内ではそんな問題はない」という返答があり、国内での十分な取材ができなかったため、やむなくアメリカの担当者に記事作成を依頼したとのこと。

それから、半年たつかたたないうちに、2003年6月3日、厚生労働省から件の報告が出されたのです。

わたしはこのいきさつを聞いて、日本という国の誠実さは、いったいどこにあるのだろうかと暗澹たる気持ちになってしまいました。

問題が表面化するまでは、「まったく問題なし」といいながら、ある時期になると、まるで事が起きてからみずからの責任を問われることを恐れるかのように、いきなり前言を翻す。そのようなお役所的な発表は、たびたび目にする光景ではありますが……。

「水銀汚染の恐れのある魚……」の報道を聞いて、わたしは当初、「やっと事実が明らかにされてきたな」と思いました。と同時に、その中途半端な内容の報告を受けて、「いくら現状を明らかにしても、その対策が十分にとれない状況では国民がパニックを起こすだけ。厚生労働省や医療体制が不備な現状では、この程度の情報開示でもしかたがないのかもしれない」と妙に納得したものです。

しかしながら、時間の経過とともに、あらためて問題の大きさを鑑み、「そんなに簡単に見過ごしていいものか!?」と自問するようになりました。

今回のわたしたちの「有害ミネラル対策プロジェクト」の取り組みは、そんなやむにやまれぬ思いからスタートしました。

これまで培ってきた方法で、可能な限り有害ミネラルの排泄ができないか、医療従事者として、できるだけ誠実にこの問題に取り組むためにはどうすればよいか、わたしたちなりに考えた結果、デトックス製品の開発と本の出版という形で世に示すことを決めたのです。

この本に記載されている内容は、その中間報告です。

あくまで、国民の意識を高めるためのきっかけづくりができればと願っています。ですから、医学の専門的な論述は避け、読者のみなさんが肩の力をぬいて、毎日の生活に取り入れられるよう、できるだけ一般的な表現にしています。まだ〝毒消し〟の内容としては不十分だというご意見もあるでしょうが、どうか、その点をご理解いただければ幸いです。

最後に、今回の取り組みに多くの惜しみない協力をしてくれた、プロジェクトのスタッフに心から感謝します。メンバー間の魂的なつながりを感じながらの仕事は、非常に充実したものでした。

そして、この企画を取り上げて出版を実現してくださったサンマーク出版、ならびに、有意義な意見交換と編集協力をしてくださった小笠原英晃さんに厚くお礼を申し上げます。

銀座サンエスペロ大森クリニック院長　大森隆史

〝毒消し〟生活術のまとめ

本書でわたしがお伝えしたかった要点をまとめておきたいと思います。
それは、次の5点に集約できます。

1　免疫力低下の原因は有害物質

わたしたちの暮らしのなかには、さまざまな有害物質があり、知らず知らずにそれらを体内に取り込んでいる。その結果、体内毒素が溜まり、免疫力が低下している。

2　とくに重金属の汚染が体内に蓄積

有害物質のなかでも、これまであまり注目されていなかった重金属（有害ミネラル）の汚染が進んでおり、わたしたちの体内にも蓄積している。それが不調（病気）の原因になっている可能性が非常に高い。

3　日頃から心身の免疫機能を高める

食べものから入る毒を消すために、食生活を工夫・改善し、からだの歪みを正すなど、日頃から心身の免疫機能を高めるための生活習慣や、簡単にできる家庭療法などを行う必要がある。

4 ストレスをなくし、食生活の工夫で腸内フローラのバランスをととのえる

有害物質や活性酸素でからだをサビさせないために、たっぷり水分をとって汗をかいたり、ストレスをじょうずに発散するなどして自律神経を安定化させる。そして、抗酸化力の強い食材や食品をとることで腸内フローラのバランスをととのえ、免疫力を高める。

5 効果的なデトックス療法を行う

長年からだに蓄積した「毒」を出すために、腸内洗浄や毒消し製品を活用して、効果的なデトックス療法を試してみる。

これまで紹介してきたなかで、みなさんが「これはよさそうだ」と思われたことを、ぜひ実行してみてください。

◎参考文献

『暮らしにひそむ化学毒物事典』渡辺雄二著　家の光協会
『人体汚染のすべてがわかる本』小林正美著　東京書籍
『環境ホルモンから身を守る食べ方』足立礼子著　池上幸江監修　女子栄養大学出版部
『自宅で5分　農薬・添加物は「これで毒消し！」』増尾清著　ぶんか社
『食べあわせ健康法』増尾清著　農文協
『心のつぶやきがあなたを変える』井上和臣著　星和書店
『プチ断食ダイエット』いしはらゆうみ著　サンマーク出版
『EM･Xが生命を救う』田中茂著　サンマーク出版

〈著者プロフィール〉
大森隆史（おおもり・たかし）
1954年、大分県生まれ。79年、九州大学工学部大学院合成化学専攻修士課程修了。石油会社勤務後、医師を志し、83年、九州大学医学部入学。89年に同大学を卒業後、福岡徳洲会病院、大分医科大学、大分県立三重病院、宇佐中央病院で、おもに呼吸器内科・神経内科・離島医療などを経験したあと、97年、大分県別府市に「大森内科・アレルギーくりにっく」を開設。2002年4月「銀座サンエスペロ大森クリニック」の院長として就任。西洋医学、東洋医学、機能性食品、波動技術、サイモントン療法などを用いた診療に取り組んでいる。また、日本代替医療学会や日本ホリスティック医学協会などでの各種講演会活動を通じ、代替療法・統合療法という新しい医療の流れを広げる活動を続けている。2003年、有害ミネラルに対して特異的に作用するデトックス飲料とサプリメントの商品開発を行う。著書に『新世紀の代替医療』『アマゾン茶でがん・難病に克つ』『紫イペがガン・糖尿病・難病に効く』『環状重合乳酸CPLでガン治療が変わる』などがある。

銀座サンエスペロ大森クリニック
診療時間　火曜〜土曜　10:00〜19:00（要予約）
東京都中央区銀座5-10-1　プリンスビル2F
TEL03-3569-0636　FAX03-3569-0633
http://www.ginzaomori.com/
e-mail.　info@ginzaomori.com

からだの毒消し生活術

2003年9月 8 日　初版印刷
2003年9月18日　初版発行

著　者　大森隆史
発行人　植木宣隆
発行所　株式会社サンマーク出版
　　　　東京都新宿区高田馬場2-16-11
電　話　03-5272-3166
印刷・製本　凸版印刷株式会社

ISBN4-7631-9541-7　C0030
定価はカバー、帯に表示してあります。
落丁・乱丁本はお取り替えいたします。
ホームページ　http://www.sunmark.co.jp
iモードサイト　http://www.sunmark.co.jp/i/